ALCANCES DE LAS TERAPIAS NATURALES

SOBRE LA AUTORA

Judy Jacka ha participado en el trabajo médico y de la salud desde la edad de dieciséis años. Es más conocida por su trabajo sobre las terapias naturales, en las que ha dado asesorías y conferencias, y en las que ha escrito y dado clases por más de veinte años. Además, ha trabajado por muchos años con la Escuela Arcane, que fundó Alice Bailey en 1920. Esto le ha permitido tender un puente entre los enfoques de Oriente y Occidente a la salud y la enfermedad.

ALCANCES DE LAS TERAPIAS NATURALES

Judy Jacka

Grupo Editorial Tomo, S. A. de C. V.
Nicolás San Juan 1043
03100 México, D. F.

1a. edición, noviembre 2008.

© *Frontiers of Natural Therapies*
Judy Jacka
Publicado en 2005 por Geddes & Grosset Ltd.
David Dale House, New Lanark, Scotland, ML11 9DJ

© 2008, Grupo Editorial Tomo, S.A. de C.V.
Nicolás San Juan 1043, Col. Del Valle. 03100, México, D.F.
Tels. 5575-6615 • 5575-8701 y 5575-0186
Fax. 5575-6695
http://www.grupotomo.com.mx
ISBN-13: 978-607-415-070-4
Miembro de la Cámara Nacional
de la Industria Editorial No. 2961

Traducción: Luigi Freda Eslava
Diseño de portada: Karla Silva
Formación tipográfica: Rafael Rutiaga
Supervisor de producción: Leonardo Figueroa

Derechos reservados conforme a la ley.
Ninguna parte de esta publicación podrá ser reproducida o transmitida en cualquier forma, o por cualquier medio electrónico o mecánico, incluyendo fotocopiado, cassette, etc., sin autorización por escrito del editor titular del Copyright.
Este libro se publicó conforme al contrato establecido entre *Geddes & Grosset Ltd.* y *Grupo Editorial Tomo, S.A. de C.V.*

Impreso en México - *Printed in Mexico*

PRÓLOGO

Lejos de proporcionar una perspectiva habitual de las terapias naturales aceptadas, Judy Jacka entretiene e ilustra llevándonos a lo más moderno de la práctica naturopática del mundo actual. Por ejemplo, no sólo se nos proporciona un marco claro que nos ayude a comprender las terapias herbales, de vitaminas y de minerales, homeopatía e iridología, sino que Judy Jacka también nos lleva a áreas que a menudo se consideran demasiado difíciles para ofrecer una explicación rigurosa. Por ejemplo, explora los campos de energía, pruebas Vega, psicosomáticos y meditación. La curación oriental y las chakras y la curación espiritual. Es mucho más impresionante cómo integra para el lector estos muchos y variados aspectos de la filosofía y práctica de las terapias naturales.

Los lectores con entrenamiento científico pueden encontrar que se han proporcionado datos inadecuados para considerar a fondo algunas de las teorías resumidas. Sin embargo, todas las personas con mente abierta se sentirán estimuladas al considerar algunas de las ideas que se proponen. Con el paso de los siglos, sensaciones intuitivas y observaciones sin explicar han abierto muchas áreas de conocimiento para los seres humanos. Por otro lado, Judy Jacka cuestiona la supresión de los síntomas corporales basada en la ciencia que se lleva a cabo en gran parte de la práctica médica. Sostiene: ¿por qué suprimir los problemas y, en consecuencia, empeorarlos cuando se pueden atender las causas físicas y psicológicas en que se basan? Es seguro que este tema en sí se presta para más debates (saludables) en los círculos interdisciplinarios en el futuro.

En medio del todos los debates actuales respecto a la posición de las diferentes técnicas y modalidades de curación, Judy Jacka se refiere al alma como la fuente de toda curación. Tal vez cuando médicos y terapeutas se ajusten a esta fuente de curación, ¡la curación llegue al campo de la salud al igual que los pacientes individuales!

Bienvenido a este libro eminentemente legible y oportuno.

RICHARD HETZEL, Médico cirujano

INTRODUCCIÓN

La meta general de este libro es explorar la práctica y principios de las terapias naturales y, siempre que sea posible, proporcionar un marco científico para los conceptos que se discuten. He prestado especial atención a explorar los dos principios básicos de la filosofía naturopática (el modelo vitalista de la enfermedad, es decir mejorar la vitalidad y equilibrar las energías, y el problema de la toxemia interna o eliminación de desechos tóxicos) ambos desde el punto de vista de las ciencias médicas y físicas y de los descubrimientos y práctica clínicos de la naturopatía.

Como en mis otros libros, he explorado la relación entre las energías tenues, la constitución interna y la salud o enfermedad, incluyendo información extra sobre la aplicación de estos principios a la salud en una escala más amplia, desde el punto de vista de la humanidad y el planeta como un todo. Esta información se basa en las enseñanzas transhimalayas, además de mis propios estudios, meditación y reflexiones durante un periodo de veinticinco años. Hay un interés público cada vez mayor en esta área esotérica, debido en parte a la experiencia práctica de lograr una mejor salud gracias a las prácticas de meditación, así que cualquier disertación sobre la salud y la enfermedad se beneficia con la inclusión de estos factores más subjetivos.

He dedicado un capítulo a hacer una síntesis de las diversas terapias principales, como vitaminas, minerales, hierbas, homeopatía y esencias florales. Para una aplicación detallada de estas terapias para la amplia variedad de enfermedades tratadas por terapeutas naturales, remito al lector a mi libro, *A-Z of Natural Therapies*.

También he incluido una introducción a la creciente práctica del diagnóstico funcional empleando instrumentos electrónicos como la prueba Vega. Esta área de la medicina en la actualidad se acepta ampliamente en Europa tanto entre médicos como entre terapeutas naturales.

Controvertidos como pueden parecer algunos de los modelos para salud y enfermedad, se debería enfatizar que las terapias naturales en realidad se basan en el sentido común. Es sentido común para los terapeutas naturales que un buen estilo de vida y la utilización de medicinas naturales particulares mejorará la inmunidad de manera que haya una incidencia más baja de infecciones y enfermedades crónicas. También es sentido común básico que a todos se les debería tratar de manera holística y como individuos únicos con necesidades particulares.

Al desarrollar la medicina natural de acuerdo al sentido común, han evolucionado ciertos modelos de terapia que la gente escoge porque logran resultados para sus problemas. Este libro está dedicado a explorar los diversos modelos para tratar enfermedades agudas y crónicas. En él se consideran los modelos diagnósticos que indican la inmensa diferencia entre una persona y otra y examina los modelos para el tratamiento que han persistido gracias a la demanda pública y no por alguna autorización o apoyo oficial. También he considerado algunos factores sociológicos como el nuevo modelo que se está formando como puente entre la medicina ortodoxa y los enfoques complementarios, lo cual representa el principal tema de este libro.

Además, tenemos un capítulo sobre un enfoque totalmente nuevo a la psicología empleando terapias naturales, meditación y la enseñanza de factores subjetivos a los pacientes. Los pacientes que están involucrados en este nuevo avance reciben terapia holística en el sentido más amplio y profundo, y tienen la satisfacción no sólo de resolver sus propios problemas sino de ayudar a otros en el grupo.

En todo el libro se presentan historiales clínicos para dar vida a los diversos conceptos: no es posible incluir gran cantidad de ellos, pero hay suficiente información para ayudar al lector a comprender la aplicación de los principios que se discuten.

Es mi esperanza que este libro proporcionará una mayor comprensión de los principios y práctica de las terapias naturales, sea el lector estudiante, paciente o practicante. La esfera de las terapias naturales es emocionante y creativa ya que actúa con las energías de la vida que dan forma a nuestro universo. Se han encontrado formas prácticas para emplear esas energías como una medicina natural para restaurar la vida y su significado para un número creciente de individuos.

Capítulo **1**

LAS TERAPIAS PRINCIPALES Y SU COMBINACIÓN

¿Cómo podemos saber cuál de las muchas terapias es apropiada para una enfermedad particular?, ¿por qué existen tantas terapias naturales?, ¿existen unas cuantas terapias bien establecidas que llegarán a abarcar todos los males?, ¿pueden emplearse varias terapias diferentes al mismo tiempo?

Las siguientes terapias se pueden encontrar con facilidad en muchas ciudades grandes de todo el mundo occidental: acupresión, acupuntura, técnica Alexander, aromaterapia, quiropráctica, curación con color, electroacupuntura, reflexología de los pies, medicina herbal, homeopatía, cinesiología, masaje, curación magnética, meditación, terapia de minerales, osteopatía, curación psíquica, Reiki, curación espiritual, Tai Chi, Tacto para la Salud, terapia de vitaminas y Vivaxis, además de varias subdivisiones y terapias menos conocidas.

La mejor forma de abordar el tema es primero examinar qué es en general lo que logra la mayoría de las terapias naturales. Todas las terapias naturales fomentan los dos criterios principales para la salud: mejorar la vitalidad y equilibrar las energías, además de ayudar a la eliminación de desechos tóxicos del cuerpo mediante los conductos usuales. Por lo general, para dar equilibrio a las energías se emplea trabajo con los chakras o sistemas de meridianos (ver el capítulo 10) y se encuentra en acupuntura, acupresión, Reiki, curación magnética, meditación, reflexología, curación psíquica, curación espiritual, Tai Chi, Tacto para la Salud, aromaterapia y curación con color. La medicina herbal, la terapia de vitaminas y minerales y la homeopatía son terapias que influyen en la bioquímica, mejorando el drenaje linfático y fomentando la excreción de desechos tóxicos como resultado de dar equilibrio a la bioquímica.

Existe una coincidencia parcial entre estos dos grupos ya que una vez que se mejoran las energías, automáticamente aumenta la eliminación. Por el otro lado, una vez que se elimina el desperdicio tóxico hay una mejoría en la energía. En el caso de la homeopatía, ambas funciones parecen tener lugar de manera simultánea y esto se aplica en cierta medida a todas las otras terapias. En consecuencia, el término holístico se puede emplear en relación con todas estas áreas de terapia. El daño a células o tejidos nunca es resultado de estos enfoques y es por eso que a estas terapias se les clasifica como naturales. Esto no significa que no se les asocien incomodidades. En el caso de personas con artritis establecida o graves trastornos de la piel puede haber una considerable incomodidad temporal mientras el cuerpo se limpia de desechos.

La auténtica revolución de la medicina natural y la curación continúa con nuevos enfoques y no conoce límites. La persona promedio está preocupada por saber si una terapia particular se ha establecido el tiempo suficiente para que se le considere segura y útil. Por lo tanto, describiré principalmente la base de las terapias más tradicionales y extendidas e indicaré cómo se han combinado para producir una síntesis en el tratamiento de diversas enfermedades. Para encontrar una descripción de este proceso como se aplica a la gama completa de enfermedades, remito a los lectores a mi libro.[1]

La terapia más conocida y más antigua en todo el mundo es la medicina herbal. Se encuentran registros de médicos empleando hierbas para la curación en todas las culturas: en África, Medio Oriente, India, Norteamérica, Sudamérica, China, Australia y Europa (la tierra de la medicina herbal moderna). Por lo general, se acepta que las hierbas que crecen naturalmente en un lugar particular son las que es más probable que necesite la gente que vive en esa área. Por ejemplo, la planta *Arnica montana* crece en las montañas en donde se emplea para esguinces y magulladuras.

---

[1] Jacka, J., *A-Z of Natural Therapies*. Lothian (Melbourne, 1987).

LAS TERAPIAS PRINCIPALES Y SU COMBINACIÓN

MINERALES
Cimientos básicos

VITAMINAS
Promueven energía vital

HIERBAS
Mejoran la función orgánica

HOMEOPATÍA
Remueve contaminantes heredados

FLORES DE BACH
Restablece el balance emocional

ACUPUNTURA
Equilibra la energía corporal

MANIPULACIÓN
Restablece el equilibrio estructural

MEDITACIÓN
Integra todos los niveles del ser

Perspectiva general de la medicina herbal

Un antropólogo de nombre Solecki ha encontrado evidencias de que la medicina botánica se practicó hace 60,000 años en Irak. Se descubrió que el piso de una tumba contenía gran cantidad de polen de flores que debieron colectar con cuidado.[2] Naturópatas y médicos ortodoxos emplean en la actualidad siete de las ocho especies en la práctica clínica. En la antigüedad, en las sociedades cazadoras y recolectoras, el uso de los remedios herbales requería cierto conocimiento de botánica, destreza en la preparación, además de observación clínica del efecto de la planta en los pacientes, de manera que se pudieran crear pautas para la prescripción. Para 1500 a.C. se habían formado jardines botánicos y existía un comercio herbal lucrativo en los países que rodean el Mediterráneo con Arabia y Asia Menor.[3] La medicina ayurvédica hindú tiene 5,000 años de antigüedad y la medicina herbal china tal vez sea más antigua.[4] Los sistemas de cuidados de la salud que se han formado en esas culturas son la base de muchas investigaciones modernas en plantas con actividad médica y sus componentes.

Las áreas de la medicina ortodoxa, botánica y medicina botánica sólo han sido disciplinas separadas desde el siglo XVIII. Todavía tiene lugar un considerable traslape ya que la medicina herbal se ha beneficiado de la investigación científica de las plantas, mientras que por otro lado la medicina ortodoxa continúa usando extractos vegetales en 25 por ciento de los medicamentos.[5] El padre de la medicina occidental, Hipócrates, enfatizaba la necesidad de proporcionar estas formas de tratamiento que ayudaban a los poderes de recuperación del paciente mediante, dieta, clima y ejercicio, e incluía el uso de remedios herbales.[6] Estableció la

---

[2] Solecki, R. S. and Shansdar, I. V., "A Neanderthal Flower Burial in Northern Iraq", *Science* (1975) 190:880-1.
[3] Thomson, W. A. R., *Healing Plants: A Modern Herbal.* McGraw Hill (London, 1978); Griggs, B. *Green Pharmacy: A History of Herbal Medicine.* Jill Norman and Hobhouse (London, 1981).
[4] Banerman, R. H., *et al., Traditional Medicine and Health Care Coverage.* World Health Organisation (Geneva, 1983) 9-13, 50-8, 68-75.
[5] Griggs, B., *Op. Cit.*
[6] Hutchins, R. M. (ed.), *Hippocratic Writings: Great Books of the Western World.* Encyclopedia Britannica (London, 1952).

práctica de tomar un historial cuidadoso de las idiosincrasias del paciente.

Galeno fue un famoso médico herbal del tercer siglo que siguió a Hipócrates en algunos sentidos. El médico herbal Teofrasto de Eresus (372-286 a.C.) fue uno de los primeros biólogos distinguidos que estableció un extenso jardín botánico como resultado de recibir informes y especimenes de campo de muchos médicos alejandrinos. Escribió quince volúmenes de sus observaciones.[7] La *Materia Medica* herbal que se empleó hasta el Renacimiento fue compilada por Dioscórides. En esta obra, se consideran seiscientas plantas en cuanto a su apariencia, habitat, preparación, acción, contraindicaciones y usos. En el siglo XVI, Paracelso, médico suizo, desafió al *statu quo* con sus propias observaciones que incluían la Doctrina de las Signaturas. De acuerdo a este sistema, se escogían las hierbas por su similitud con los órganos y necesidades del paciente. Por ejemplo, se daban las hierbas con jugo amarillo oscuro para problemas con la bilis u hojas con forma de pulmón para problemas bronquiales.

De ser una respetable profesión con algo de nivel social, la práctica de la medicina herbal poco a poco avanzó en diferentes direcciones. Los médicos empezaron a emplear hierbas con menos discriminación y a combinar purgantes fuertes con sanguijuelas y a usar metales pesados como mercurio y arsénico. El otro enfoque atraía a personas simples como campesinos y los monjes benedictinos que empleaban medicinas populares sin la precisión intelectual de siglos anteriores. Sus tratamientos solían ser lentos y moderados mientras que la medicina ortodoxa de la era creó el prejuicio de que el tratamiento debe ser rápido y espectacular sin importar los efectos secundarios. El médico ortodoxo consideraba primitiva a la medicina herbal, y explicaba a los pacientes que si una hierba contiene cualquier valor es mejor emplear el ingrediente activo en forma concentrada.

Las medicinas herbales se pueden analizar para dar una cifra elevada de componentes entre los que están carbohidratos, minerales y elementos traza, vitaminas, alcaloides, aceites, resinas,

---

[7] Stuart, M. (ed.), *The Encyclopedia of Herbs and Herbalism*. Orbis (London, 1982).

mucílagos, gomas, taninos y otras propiedades. Los principios activos son los componentes que se considera son los agentes terapéuticos de las plantas. La investigación no ha confirmado por completo la relación entre los diferentes componentes y los efectos clínicos. Como las células vivas responden a cantidades diminutas de sustancias orgánicas e inorgánicas, se sugiere que algunas de las propiedades de las plantas que no se han identificado todavía, podrían ser responsables de los marcados efectos terapéuticos. Por esta razón, los terapeutas naturales prefieren emplear la planta completa en lugar del componente activo aislado. Parece haber un efecto de equilibrio en el uso de la planta completa que reduce cualquier efecto secundario a un mínimo absoluto. Por desgracia, todavía son casi totalmente inexistentes las pruebas clínicas empleando la planta completa.

Debido al hecho de que la medicina herbal tiene una historia registrada tan prolongada, se podría clasificar como que tiene las pruebas clínicas más prolongadas en la historia de la medicina. La *Farmacopea Herbal Británica* es la biblia de la mayoría de los herbolarios occidentales modernos. Tiene la lista de 228 indicaciones terapéuticas para las hierbas que incluye monografías de la mayoría de los agentes botánicos en uso. Existe una definición de cada hierba, descripción microscópica y macroscópica de la forma seca, notas sobre las dosis, contraindicaciones y usos terapéuticos. Por lo general, las hierbas se administran en forma oral pero se pueden aplicar en forma externa como ungüentos, lociones y li-nimentos. Cuando se emplea agua como medio de extracción, a la medicina se le llama infusión o cocimiento. Las tinturas y los extractos son más populares ya que implican la extracción mediante una mezcla de agua más alcohol y, en consecuencia, se conservan por algún tiempo. También se emplean cápsulas de la preparación seca y extractos sólidos y son una forma práctica de ingestión para pacientes modernos.

El principal valor de la medicina herbal en la práctica clínica es ayudar a la eliminación de toxinas, y tonificar y regular la función orgánica. Como resultado, se restaura la homeostasis o equilibro del cuerpo. Las hierbas son insuperables en este aspecto, en especial en casos agudos. En el caso de niños y bebés, se necesitan usar diluidos o en forma homeopática ya que los niños enfermos rara vez beberán una mezcla herbal concentrada. Es un enfoque limitado recetar remedios minerales, de vitaminas y homeopáticos constitucionales sin emplear primero hierbas para terapia de los órganos y ayudar a la eliminación a través de vejiga, pulmones, piel y riñones.

Depende del problema de salud en particular qué vía de eliminación se fomentará, y esto a su vez determina la selección de hierbas. Por ejemplo, en el caso de intestino perezoso, a menudo se encuentra que el hígado está congestionado, y en casos de eczema, pueden necesitar atención sistema linfático, hígado y riñones. Para problemas de bronquitis, podríamos seleccionar hierbas para hígado, linfáticas y bronquiales. El lector notará que en diversos historiales médicos que se proporcionan en este texto el hígado apareció como un órgano estresado. Es casi un procedimiento estándar dar unas cuantas hierbas en extracto o en forma homeopática para el hígado. Es un órgano muy importante para propósitos de desintoxicación y tonificar el hígado, ayuda a la eliminación por todas las vías. Esto se debe a que el hígado tiene el papel básico de manejar todas las toxinas en el cuerpo, sean de medicamentos, sustancias químicas o del alimento.

Historial médico

El siguiente es un caso típico, y en él existían antecedentes de dolores de cabeza severos que básicamente se relacionan con un factor tóxico. Angela, de cuarenta y dos años de edad, llegó a la clínica con antecedentes de dolores de cabeza continuos que afectaban los lados y la parte posterior de la cabeza. Tenía varios por mes y eran peor en la menstruación. Su dieta sólo era aceptable y el consumo regular de jamón, café y queso había aumentado la congestión del hígado que, mediante la prueba Vega (ver el capítulo 5), se descubrió que era el órgano más estresado, seguido por el intestino grueso.

El primer mes de tratamiento se enfatizó el tratamiento del hígado con una tableta de extracto sólido que contenía Diente de León, Bonetero, Árbol de Invierno y Centaura además de Carduus Mar, Chelidonium, Hydrastis y Diente de León en forma homeopática. También se le recetó Vitamina C para ayudar al proceso de desintoxicación, y complejo de Vitamina B, fosfato de potasio y fosfato de magnesio para dar tono en general a los nervios. Después de un mes, informó que los dolores de cabeza eran menos frecuentes y menos severos. El hígado ya no aparecía como un órgano estresado en el análisis Vega y la "edad biológica" se había reducido (ver los capítulos 4 y 5). En la siguiente cita, los dolores de cabeza todavía estaban presentes pero no eran severos. Informó de una menstruación dolorosa con coágulos. Con el tratamiento natural no es poco común que la eliminación de desechos tenga lugar en las mujeres mediante el ciclo menstrual. Para la tendencia a for-mar coágulos, se proporcionó una sal mineral preparada especialmente (cloruro de potasio). En este momento del tratamiento, se añadieron gotas homeopáticas para el drenaje linfático. Se basaron en las hierbas Iris Versicolor y el mineral Hepar Sulphuricus.

Durante los siguientes meses, los dolores de cabeza desaparecieron poco a poco y se redujeron los remedios después de ocho meses de tratamiento. Se podría preguntar, si el hígado era el problema principal, ¿por qué molestarse con el resto del tratamiento? Es aquí donde se puede explicar la síntesis de los remedios. En los días en que la medicina herbal prosperó por primera vez, se desconocía la Vitamina C, aunque ahora sabemos por los análisis que las plantas y hierbas pueden ser muy ricas en esta vitamina. Se ha descubierto en la práctica naturopática que podemos acelerar el proceso de tratamiento con la adición de Vitamina C. Esto se debe al hecho de que la Vitamina C tiene un fuerte efecto desintoxicante propio. En consecuencia, mientras se liberan toxinas del tejido conectivo, siempre y cuando haya gran cantidad de Vitamina C circulando en el sistema, se pueden evitar muchos de los desagradables efectos secundarios del proceso curativo. En los casos de infección aguda, se aumentará la Vitamina C hasta que se alcance lo que se conoce como el nivel de umbral de tolerancia del intestino, es decir, hasta que le da diarrea al individuo.

En el caso de Angela, también se le dio complejo de Vitamina B y una sal mineral para el sistema nervioso. De nuevo, necesitamos considerar la medicina natural en un contexto moderno. Debido a los métodos agrícolas modernos, los suelos, y en consecuencia los alimentos, carecen de vitaminas y minerales. Se puede descubrir que los dolores de cabeza no desaparecen por completo sólo con el programa de desintoxicación. A menudo, la tensión nerviosa de los dolores de cabeza se debe en parte a una deficiencia de fosfato de magnesio, la principal sal que se necesita para prevenir espasmos nerviosos y musculares.

Terapia mineral

La publicidad en años recientes ha aumentado la conciencia de los complementos minerales comunes como calcio, hierro y zinc. Sin embargo, los neurópatas han empleado la terapia de minerales en formas particulares durante muchas décadas. Una de las ramas más populares se creó en el siglo XIX con el trabajo pionero de un doctor llamado Schussler. Empleaba doce sales minerales para eliminar las alteraciones minerales básicas a nivel celular. En esos días las deficiencias no eran un problema principal; más bien trabajaba para corregir el equilibrio homeostático de manera que los minerales se pudieran asimilar con más facilidad de la dieta.[8]

Las alteraciones minerales se diagnosticaban mediante los signos y síntomas en el estado clínico del paciente. Se recetaban minerales en dosis homeopáticas de baja potencia. La terapia de sal de los tejidos como se llama ha gozado de popularidad mundial y la han empleado pacientes para evitar el uso de medicamentos y en algunos casos, cirugía. Debido a los cambios de dieta y agricultura de los últimos cincuenta años, en la actualidad este tipo de terapia de minerales no es tan útil en todos los casos. Ahora solemos emplear cantidades más grandes de las mismas sales minerales pero aún se preparan con gran énfasis en el proceso de mezcla de manera que se vuelvan muy fáciles de asimilar. Los laboratorios Blackmore en Sydney, Australia, son los líderes mundiales en este campo y otros fabricantes los han imitado. Se llama Celloids a la gama de sales minerales de Blackmore y son la gama de minerales que más se recetan en toda Australia.[9]

El lector pudo notar en el historial médico previo sobre Angela que cuando se emplea una síntesis de remedios es más bien difícil

---

[8] Boericke, W., and Dewey, W., *The Twelve Tissue Salts*. Set Dey and Co. (Calcutta, 1959).
[9] Blackmore, M. C. H. *Mineral Deficiencies in Human Cells*. Blackmore Laboratories (Sydney, n. d.).

aislar cualquier factor individual en el programa de tratamiento como el más significativo. Sin embargo, en el siguiente caso diría que la acción antiespasmódica del magnesio se podría clasificar como el tema más importante.

Historial médico

Lynette, de cuarenta y cinco años de edad, había sido hospitalizada hacía poco por dolor severo y continuo en el lado izquierdo de la espalda. Veinte meses antes le habían extirpado un cálculo biliar. Otra cirugía anterior fue la extirpación de la vesícula cuatro años antes, engrapado del estómago para ayudar con la obesidad y una histerectomía cinco años antes, después de problemas con los ovarios. En la actualidad estaba en terapia de reemplazo de hormonas además de tiroxina para una tiroides poco activa. El iris reveló una estructura abierta (constitución débil) donde la debilidad aparecía principalmente en el área bronquial y los riñones. El análisis Vega fue más específico e indicó que el uréter izquierdo era el problema principal... había rechazado antes un recubrimiento plástico para este uréter después de la extirpación del cálculo renal. Su dieta era bastante buena como resultado de vigilar su peso y de limitar la cantidad de proteínas para prevenir futuros cálculos renales.

Después del examen, la observación y el análisis del caso, decidí que el dolor era tal vez resultado de espasmo del uréter y en consecuencia las primeras dos semanas se enfatizó el mineral fosfato de magnesio. Se combinó con las hierbas antiespasmódicas Valeriana, Escutelaria Verbena, además de hierbas linfáticas y para el hígado en dosis homeopáticas para limpieza. Vitamina B_6 y complejo B completaron la primera prescripción y se dieron para aumentar el efecto del magnesio.

En su siguiente cita informó haber mejorado en tres días y que sólo tenía unos cuantos espasmos. El uréter ya no mostraba tensión con el análisis Vega. Se añadió fosfato de magnesio en potencia 30 para consolidar la asimilación de magnesio de la dieta en el futuro. Se continuaron dando los complementos varios meses para resolver la deficiencia de minerales. No hubo recaída hasta el momento de este escrito, aunque Lynette descubrió que si reducía el magnesio prematuramente, volvía parte de la incomodidad.

Todas las partes de la prescripción tenían una función, pero a menudo encontramos una deficiencia de magnesio en el caso de formación de cálculos.[10] En este historial médico, la deficiencia general había dejado una tendencia a los espasmos en el cuerpo aunque no había cálculos presentes. Resolver esta deficiencia ayudará a prevenir cálculos futuros. Se ha descubierto que la combinación de B_6 y magnesio es útil en relación con esto y de nuevo enfatiza los aspectos sinérgicos de la prescripción.

Elementos traza

En años recientes, los terapeutas naturales han tomado conciencia de la necesidad de incluir elementos traza en su síntesis al hacer la prescripción. Como ejemplo, en el caso de la diabetes, el elemento traza, cromo, puede ser un factor vital adicional que se necesita para fomentar el uso máximo del azúcar en un páncreas débil. Ya se ha demostrado su función en el factor de tolerancia a la glucosa y se ha descubierto que es esencial para el metabolismo de grasas y azúcar.[11] El elemento traza se emplearía en unión con hierbas digestivas, sales de tejidos y vitaminas. Otro ejemplo de mezcla sería el uso del elemento traza, zinc, en el caso de niños de tamaño menor a lo normal que también tengan otros signos de deficiencia de zinc. A menudo se emplea la sal de tejidos, fosfato de calcio, para fomentar un crecimiento sano pero en ausencia de zinc, son inadecuadas muchas secuencias metabólicas en el cuerpo.[12]

Historial médico

Tom, de seis años de edad, había sido causa de gran preocupación para su familia. Sólo podía hacer del baño una o dos veces cada dos semanas y esto con considerable incomodidad y trauma debido al enorme tamaño de la deposición. La situación estaba afectando su vida en la escuela. Dormía y comía bien pero es-

---

[10] Regtop, H., "Is Magnesium the Grossly Neglected Mineral?" *Int. Clin. Nutr. Rev.* (1983) 3 (3) 10-20.
[11] Abstract. *Int. Clin. Nutr. Rev.* (1982) 3 (4) 47: "Beneficial Effect of Chromium Supplementation", *J. AMA* (1982) 247: 3046-7.
[12] Pfieffer, C., *Zinc and Other Micro-Nutrients.* Keats (Connecticut, 1978).

taba muy cansado y de menor tamaño para su edad. La falta de crecimiento era típica de una deficiencia de zinc. Como bebé tenía antecedentes de regurgitación relacionada con el esfínter esofágico del estómago.

El iris (ver el capítulo 2) no reveló nada de gran importancia aparte de una indicación moderada de falta de tono intestinal. Se señaló al intestino como el órgano más estresado en el análisis Vega. El primer mes de tratamiento incluyó zinc y fosfato de calcio para su falta de crecimiento, fosfato de potasio para mejorar el tono nervioso del intestino, fluoruro de calcio en dosis homeopática para restaurar la elasticidad del intestino, y remedios homeopáticos linfáticos y de hígado para desintoxicación. También se administró un antídoto homeopático a toxinas particulares.

En su siguiente cita, se averiguó que el intestino había sido más regular pero las deposiciones todavía eran muy grandes. Esto no es sorprendente ya que el intestino debió perder en gran medida el tono. Se continuó con los remedios y después de dos meses estaba teniendo evacuaciones cada dos días. La "edad biológica" del intestino había vuelto a lo normal. Después de cuatro meses de tratamiento continuo se había mantenido la mejoría y se presentó una aceleración del crecimiento de varios centímetros de altura. Como con la mayoría de los casos, se necesitó una síntesis de remedios. La deficiencia de zinc fue muy prominente y como elemento traza con muchos propósitos bioquímicos en relación con otros minerales y vitaminas, su deficiencia representaba una parte básica del cuadro clínico.

El selenio es otro elemento traza que a menudo se necesita en el papel de apoyo como antioxidante ya que puede ayudar a preservar la integridad de las membranas celulares. Es de suponer que es la razón de que proteja contra cáncer de seno, de colon y de hígado. Es común encontrar que este elemento traza está agotado en suelos en que la incidencia de cáncer es más alta que el promedio nacional. Como protección contra el cáncer, a menudo se combina este mineral con Vitaminas A, C y E, que también tienen propiedades antioxidantes. Se continúa notando el efecto sinérgico de minerales y vitaminas. Los minerales son también interdependientes y esto enfatiza que los complementos no se deben dar indiscriminadamente o tomar solos por periodos prolongados.

Por ejemplo, el zinc desplaza al cobre y si se consume en grandes cantidades por un periodo prolongado, puede causar anemia por deficiencia de cobre. El calcio y el magnesio también son antagonistas entre sí y como algunos signos de deficiencia son comunes a ambos minerales, se necesita entrenamiento y discriminación por parte del terapeuta.

Terapia de vitaminas

Como este capítulo está diseñado para describir cómo trabajan juntas las diferentes terapias establecidas, no se describirán las vitaminas individuales y sus usos. Existen muchas publicaciones excelentes que abordan esta área.[13] En realidad, las vitaminas son catalizadores de diversas secuencias alimenticias y vías metabólicas. Su aislamiento e identificación de plantas, semillas y frutas particulares es comparativamente reciente y el mayor interés en este tema ha tenido lugar en los últimos sesenta años. Como parte de la nutrición clínica, debe considerarse que la terapia de vitaminas está muy bien establecida en la sociedad occidental.

Quienes se oponen a la terapia de vitaminas sostienen que recibimos la Dosis Diaria Recomendada de una dieta bien balanceada. No explican cómo se puede tener una dieta bien balanceada en presencia de contaminación, suelos agotados, insecticidas y la tensión de vivir en el siglo XXI. No hay duda que la gente compra vitaminas en forma indiscriminada, desperdiciando dinero y tiempo. Cuando se selecciona con cuidado, en especial cuando se combina con la terapia de minerales en periodos más cortos, las vitaminas pueden dar resultados espectaculares. Los ejemplos estarían en el área de las infecciones agudas con bacterias o virus, fases agudas de eczema o dermatitis, y trastornos nerviosos agudos como parálisis de Bell y herpes.[14]

Una dosis diaria recomendada carece de sentido debido a las necesidades individuales y las diferencias de medio ambiente. Por ejemplo, durante una infección el cuerpo emplea grandes cantidades de Vitamina C. Esto se puede demostrar en forma sencilla

---

[13] Lesser, M., *Nutrition and Vitamin Therapy*. Grove Press (New York, 1980).
[14] Jacka, J., *Op. Cit.*

notando la diferencia en las cantidades de la vitamina que pueden causar diarrea en la misma persona cuando está sana y cuando tiene una infección. A esto se le llama nivel de umbral de tolerancia del intestino para la Vitamina C. La misma lógica se podría aplicar a la excreción urinaria de complejo de Vitamina B, por ejemplo, antes y durante la parálisis de Bell. La cambiante necesidad de Vitamina C podría establecerse con bastante facilidad mediante pruebas bioquímicas simples.

Terapia combinada de vitaminas y minerales

Muchos de nuestros pacientes en la actualidad visitan la clínica después de gastar primero considerables sumas de dinero en la tienda local de alimentos naturistas en tabletas de vitaminas o de multivitaminas y minerales. Algunos de los productos en esta área se diseñan con cuidado y proporcionan un buen tónico general para la persona que no tiene tiempo o interés suficiente en una buena dieta. Otros contienen tan poco de cada componente que a menos que la persona tenga una dieta pésima, poco se obtiene de incluir el complemento. En cualquier caso, la persona promedio necesita algo de tono y desintoxicación en los órganos, y al considerar los años de desechos acumulados, el complemento no se absorbería de manera adecuada. El herbalista puro puede argumentar que las hierbas contienen suficientes vitaminas y que son ricas en sales minerales. Hasta hace unas décadas, esta declaración hubiera sido correcta. Ahora vivimos en una era de tensión sin precedentes tanto con relación a la contaminación como a la velocidad del estilo de vida. La combinación de estos factores con los deficientes métodos de agricultura ha causado que se necesiten cantidades más grandes de vitaminas y minerales de las que se encuentran en las plantas.

Esto no significa que una persona necesite complementos de vitaminas y minerales por periodos prolongados. Las células necesitan cierta cantidad de sustancias para mantener y fomentar la homeostasis o factores cruciales para la salud. Estas sustancias no sólo abarcan grasas, carbohidratos, proteínas y agua sino también minerales, elementos traza, vitaminas, coenzimas y otros metabo-litos. Una vez que se ha restaurado el balance bioquímico median- te suplementos, y esto promedia seis meses, el equilibrio se puede lograr, por lo general, mediante una buena dieta y un buen estilo de vida.

Cuando empezó el movimiento naturopático en Alemania a mediados del siglo XIX, el alimento era en su mayor parte sin refinar y sin contaminar. La harina no se refinaba para eliminar la cascarilla y el germen, ni se añadían a los alimentos saborizantes, colorantes, conservadores, blanqueadores, emulsificantes ni otras sustancias químicas. En ese tiempo, los terapeutas naturales encontraron que era suficiente educar a la gente para consumir una dieta balanceada adecuadamente entre cereales, vegetales, frutas y productos animales. La investigación de cereales, semillas y vegetales producidos con los métodos modernos de agricultura muestra un agotamiento del contenido mineral cuando se compara con las concentraciones que se encontraban en los alimentos antes de la Segunda Guerra Mundial.[15] Hasta la década de 1940, los granjeros todavía empleaban la rotación de cultivos y permitían que la tierra estuviera en barbecho entre cosechas hasta que el suelo se pudiera reponer mediante métodos lentos pero que se habían probado con el tiempo. El uso del superfosfato ha acelerado la producción de cosechas pero ha cobrado un precio en la reducción de humus en el forraje y el consecuente desequilibrio mineral.

La influencia de la herencia se discutirá en el capítulo 11 y el miasma tubercular se describe ahí. En este problema particular se descubre que el cuerpo es incapaz de utilizar el calcio. Se ha descubierto que quienes tienen tendencia al asma y los problemas bronquiales necesitan calcio en formas muy fáciles de asimilar para resolver la deficiencia. En conformidad con el tema de la síntesis en la práctica, la administración de nosodos homeopáticos al mismo tiempo que de hierbas desintoxicantes y complementos minerales permite que el niño absorba el calcio en forma más adecuada de la dieta. En consecuencia, es obvia la síntesis necesaria al prescribir ya que se necesitan los tres enfoques de complementos de vitaminas y minerales, desintoxicación herbal y prescripción miasmática y constitucional homeopática para el caso promedio de asma.

---

[15] Mount, L., *The Food and Health of Western Man.* Precision Press (Buckshire, UK, 1979) 1-21.

Historial médico

Joanna, de diez años de edad, es un caso apropiado para ilustrar la síntesis al prescribir para asma. Había sufrido de asma bronquial por tres años y se le habían dado antibióticos en grandes cantidades con pocos resultados. El iris reveló la congestión linfática y el análisis Vega mostró que las glándulas linfáticas eran la causa principal del problema. Su condición empeoraba con cambios en el clima, lo que indicaba una constitución hidrogenoide que causa asma asociada con una constitución hereditaria particular. Este factor heredado se explicará en el capítulo 11. Unos cuantos años antes, Joanne había tenido sólo resfriados recurrentes y la participación del pecho indicaba que la disposición hereditaria estaba empezando a apoderarse más a fondo de su constitución.

Durante el primer mes, la mayor parte del tratamiento estaba dirigida a eliminar toxinas y estimular el sistema linfático e inmune. Para este fin, se incluyó la combinación mineral de fosfato de hierro y cloruro de potasio, Vitamina C, hierbas linfáticas y para el hígado en forma homeopática. Se dio una tintura herbal antiespasmódica que incluía Tomillo y Ammi Visnagi para los ataques actuales de asma. Después de un mes se informó que Joanne tuvo tos durante una semana pero no asma. La "edad biológica" del sistema linfático había mejorado considerablemente. Se continuó el tratamiento con la adición de una tableta herbal para la tos que se debía usar si era necesario. Aparte de un severo ataque de estornudos durante el siguiente mes, no hubo problemas.

El problema ahora se había movido hacia fuera, del pecho a los senos nasales, lo cual es una buena señal ya que la curación natural se mueve de lo profundo del cuerpo hacia fuera. Los remedios se repitieron por otro mes y no tuvo asma y sólo un poco de estornudos. En esta etapa se proporcionó el remedio miasmático homeopático (ver el capítulo 11) en forma de Thuja a la potencia 200 y se recetó una dosis semanal por dos meses. Esto terminó con el problema de los senos nasales.

Se vigiló a Joanne a largos intervalos durante todo el invierno pero no hubo recaída del asma; cualquier resfriado fue menor y se manejó con facilidad con unos cuantos remedios. Su madre ha enviado a numerosos niños asmáticos a nuestra clínica como resultado de la mejoría de Joanne.

Existe una sinergia entre las vitaminas y los minerales en sí, aparte de la mezcla de las tres terapias principales mencionadas en el caso previo. Ésta es una faceta muy interesante de la prescripción naturopática. Por ejemplo, cuando se tratan resfriados, gripe y todas las infecciones, empleamos una tableta de minerales que contiene fosfato de hierro y cloruro de potasio en una forma preparada especialmente empleando un proceso de mezcla que no es diferente a la preparación de remedios homeopáticos. El componente de hierro de esta tableta que se emplea por su efecto antiinflamatorio es más fácil de absorber en la célula en presencia de Vitamina C. Dependiendo del tipo de infección, podrían necesitarse otras sales minerales... el sulfato de potasio se emplea para secreciones verdes y el sulfato de calcio para secreciones que tienden a ser continuas.

Otro ejemplo de sinergia es la que existe entre el grupo del complejo de Vitamina B y el fosfato de potasio y de magnesio que empleamos con mucha frecuencia para el sistema nervioso. Al principio de mi práctica, descubrí cuando trataba dolores de cabeza que el efecto del tratamiento era mucho más potente cuando se combinaban estas dos sales de los tejidos con complejo de Vitamina B. La combinación de estos factores con las hierbas fortalecía la eliminación de toxinas como se mencionó en la sección previa. Lo mismo se aplica cuando se tratan infecciones. El uso de la Vitamina C y las sales minerales es mucho más efectivo cuando se acelera la eliminación con el uso de hierbas. El "beneficio adicional" final es resultado de emplear el remedio constitucional homeopático cuando es lo apropiado.

Como educador en el área de las terapias naturales he notado en repetidas ocasiones que los terapeutas que combinan la homeopatía con hierbas, minerales y vitaminas pueden tratar una gama más amplia de enfermedades. Algunos terapeutas naturales tienen una inclinación casi mística a emplear sólo un remedio homeopático para cada paciente sin tomar en cuenta desintoxicar primero al paciente o tratar las diversas deficiencias. Estos egresados rara vez llegan a tener prácticas extensas y parecen restringirse a los pacientes idiosincrásicos que representan ejemplos clásicos de la homeopatía como se podía emplear hace 100 años. Sin embargo, la homeopatía es de incalculable valor cuando se emplea de acuerdo a las necesidades de la actualidad. En consecuencia, la tercera terapia interna principal con una tradición de largo tiempo es la homeopatía. Se puede emplear de diversas formas para complementar hierbas, vitaminas y minerales.

Los principios de la homeopatía

El fundador de la homeopatía, Samuel Hahnemann, nació en 1755 en el pueblo de Meissen, Alemania. Financió su educación superior empleando sus extraordinarios talentos lingüísticos para dar tutorías en griego y latín y mediante la traducción de textos ingleses al alemán. Se graduó como doctor en medicina en Leipzig. Al desilusionarse de la medicina de su época, se dedicó a la traducción de obras médicas y científicas para ganarse la vida. Fue durante la traducción de un tratado de un médico escocés llamado Cullen que decidió investigar el uso de la Corteza de Cinchona (quinina) en sí mismo, ya que estaba insatisfecho con la disertación sobre esa medicina. Al tomar grandes dosis del extracto dos veces al día mostró que, cuando se da a una persona sana, un medicamento producirá los síntomas para los que normalmente se usa para curar. En otras palabras, Hahnemann tuvo todos los síntomas de la malaria. Hahnemann no fue el primero en descubrir la curación por la ley de los similares; la evidencia de este enfoque está presente en los escritos de Hipócrates.[16]

Después de este descubrimiento, puso a prueba muchas otras sustancias en sí mismo y en otros y notó que sus efectos secundarios eran mínimos con el uso de dosis más y más pequeñas. El grupo de personas en que probaba los remedios era conocido como de probadores y su obligación era tomar varias dosis por día de la sustancia que se iba a probar y anotar meticulosamente todos los síntomas producidos. Los síntomas comunes que experimentaban todos los probadores recibían mayor énfasis en el repertorio. La primera *Materia Medica* se publicó en 1810 y este volumen contenía detalles de todo síntoma menor e importante relacionado con sesenta y siete medicinas.

---

[16] Grossinger, R., *Planet Medicine.* Anchor Books (New York, 1980).

La investigación posterior fue dirigida por doctores en medici-na que trabajaron después de la muerte de Hahnemann en 1843. La *Materia Medica* de William Boericke contenía pruebas de casi 700 sustancias. Dos médicos estadounidenses, J. T. Kent y C. M. Boger, produjeron dos enormes obras en que se hacía referencia cruzada de los síntomas y se les conoce como repertorios. Son las biblias de muchos homeópatas. En estos volúmenes se correlacio-nan todos los posibles síntomas físicos, nerviosos y mentales con los remedios de acuerdo a su orden de importancia. En consecuencia, un terapeuta puede buscar los síntomas de su paciente y encontrar todos los remedios que podrían ser útiles para ese problema. La selección final de dos o tres remedios aun se debe hacer empleando la destreza intuitiva del homeópata.

El principio central de la filosofía homeopática es que encontrar una sustancia que produzca los síntomas de la enfermedad en una persona sana curará los mismos síntomas en una persona enferma. De este avance clínico, que Hahnemann descubrió primero, surge la Ley de los Similares con la consecuente frase pegajosa "lo similar cura lo similar". Los homeópatas que siguen estrictamente la ense-ñanza clásica buscarán un único remedio, y lo darán en la dosis más pequeña (la más alta potencia) que estimulará la energía vital en el paciente. Para elaborar el sistema de potenciación, Hahnemann descubrió que el remedio se debía dividir diluyéndolo mediante una fórmula con escalas. Las escalas decimal (10) y centesimal (100) son las que más se emplean. La potenciación de los remedios nos ayuda a comprender la posibilidad de que la homeopatía influya en las estructuras genéticas de la célula.

En el caso de la potencia centesimal, una parte de la sustancia, animal, mineral o vegetal, se mezcla con noventa y nueve partes de soluto, por lo general alcohol y agua. Se sucusiona (sacude) al menos veinte veces y el proceso produce la primera potencia centesimal. Este proceso se repite hasta cien mil veces para las potencias más elevadas. Se requieren al menos 200 diluciones y la sucusión que las acompaña para producir una potencia mode-rada que es apropiada para problemas profundamente arraigados. En muchos casos, el terapeuta comenzará con la potencia 200 y gradualmente aumentará la potencia que se da al paciente, tal vez hasta la potencia cien mil. De acuerdo a la ley de Avogrado, después de alrededor de la potencia decimal 25 no quedan moléculas químicas. ¿Cómo funciona el remedio?

Se han definido diversas hipótesis. El científico médico australiano, Paul Callinan, llevó a cabo experimentos para mostrar el efecto de las diluciones homeopáticas en cristales de hielo.[17] Se descubrió que cambiaba la estructura de los cristales en respuesta a diluciones que no contenían moléculas químicas de la sustancia.

En el capítulo 4, se discuten los conceptos de Bevan Reid en relación con la homeopatía. Considera que el proceso de dilución y de sucusionar produce miniondas de presión que causan la generación de modelos de electrones inducibles listos para adoptar el modelo proporcionado por el medicamento. De esta forma, el modelo de la sustancia del remedio se graba en el solvente. Además sugiere que es una imagen de espejo la que se establece en el solvente. En otras palabras, el giro de los electrones en el solvente que contiene el remedio es el inverso del que tiene la sustancia original. Si es así, tal vez explicaría los efectos inversos que los remedios homeopáticos tienen en la enfermedad: el efecto de "lo similar cura lo similar".

Modelos anteriores para la teoría homeopática han hablado de coherencia y resonancia. Se debe mencionar aquí el ejemplo de soldados que marchan por un puente, o el de que se rompa un vaso cuando se toca una nota particular. Si se toma al puente o al vaso como algo parecido al proceso de la enfermedad, el remedio es la vibración o fuerza coherente como se ilustra con los soldados que marchan o con la nota musical. En cualquier caso, la enfermedad (el puente) se destruye cuando se hace sonar una vibración particular. En el caso de las predisposiciones hereditarias (ver el capítulo 11), si se da el remedio potenciado al paciente, vemos la posibilidad de que la imagen de espejo del remedio cancele el modelo similar de la enfermedad en el paciente. Si el proceso de potenciación puede influir en la configuración electrónica de la solución, no hay razón

---

[17] Callinan, P. "Vibratory Energy in Water: A Model for Homeopathic Action", *J. Complementary Medicine* (Feb. 1986) 2: 34-53.

lógica de que el remedio no pueda penetrar en el aspecto más diminuto de la célula, con lo que produciría cambios genéticos.

Cuando se preparan remedios homeopáticos de plantas, la primera dilución se hace de la tintura madre que ya es una dilución de uno en diez. Las sustancias insolubles como sílice, azufre y carbonatos, se preparan en las primeras diluciones mediante triturar en un mortero con una sustancia inerte como azúcar de leche. Las diluciones posteriores se llevan a cabo empleando alcohol y agua. Los remedios homeopáticos se emplean en forma de líquido y de glóbulos.

Los remedios homeopáticos en bajas potencias son auxiliares valiosos para la tonificación herbal de los órganos. En consecuencia, a una mezcla de hierbas para el hígado en potencia homeopática de 6 ó 12x se le llamará un remedio de drenaje del hígado. La gran ventaja de emplear este enfoque en lugar de extractos líquidos herbales es la facilidad con que el paciente puede consumir la dosis, en especial en el caso de niños, bebés o personas sensibles. Es fácil disfrazar unas cuantas gotas en una bebida. También existen remedios homeopáticos particulares que son sorprendentemente específicos para enfermedades particulares. Cocculus Indicus, que se hace con la concha espiral de la criatura marina que construye el caracol índico es un ejemplo sobresaliente. Recordando el principio de que lo similar cura lo similar, la ley de los similares, se puede comprender que un remedio hecho de una estructura que gira y gira podría emplearse para resolver el mareo. Ése era el problema de Peter, que había estado en cama por cinco semanas; su caso se describe en el capítulo 10.

El segundo nivel de prescripción homeopática en nuestro enfoque se describirá en el próximo capítulo, cuando examinemos los miasmas crónicos. Estos remedios, que a menudo son nosodos (diluciones homeopáticas de procesos de la enfermedad), se emplean al mismo tiempo en pacientes resistentes a la terapia para eliminar las obstrucciones causadas por modelos de enfermedad hereditarios. El último enfoque y el más clásico de prescripción constitucional es apropiado cuando se ha producido algo de desintoxicación y tonificación de órganos y tejidos. Estos remedios individuales se seleccionan tomando en cuenta todas las idiosincrasias del paciente, tanto físicas como psicológicas. Este enfoque clásico, como ya se le llama, abarca factores constitucionales, temperamentales y del medio ambiente que hacen de cada persona un individuo único.

Historiales médicos

Robert

Los dos casos siguientes abarcan los principales puntos mencionados en relación con una síntesis de minerales, vitaminas y hierbas. El primero se trata de Robert, de diecinueve años de edad, estudiante universitario que también trabaja de medio tiempo en ventas. Llegó a la clínica con eczema y comezón en todo el cuerpo. El iris (ver el capítulo 2) reveló una estructura azul moderadamente fina con considerable desequilibrio en el sistema nervioso simpático, congestión linfática moderada y acidez estomacal. La condición había sido recurrente durante un periodo de cinco años. Tenía alergias conocidas a mascotas, productos petroquímicos y muchas otras sustancias.

Del historial e iris era fácil comprender que las alergias y la erupción eran resultado de deficiencias minerales particulares como lo demostraba la forma de la "corona autónoma" (el sistema nervioso simpático) en el iris y la congestión del sistema linfático. Como se señaló antes cuando se discutieron alergias, los naturópatas están interesados en dar equilibrio a la bioquímica y fomentar la homeostasis de manera que se fortalezcan las funciones digestiva e inmune. Esto resuelve el problema de alergias y previene el ostracismo social que de otra manera podría ocurrir.

El primer mes de tratamiento incluyó hierbas para el hígado en extracto sólido y en forma homeopática, hierbas para limpieza linfática, fosfato de calcio para el sistema nervioso y fosfato de hierro para la inflamación de la piel, complejo de Vitamina B para dar tono a los nervios en general y Vitamina C para ayudar al programa de desintoxicación. Se hizo un antídoto homeopático para algunas de las alergias y se administró. Al volver en un mes, la piel había mejorado considerablemente y dormía mejor. Se repitió la misma prescripción y siguió mejorando continuamente. En la tercera cita, realicé algunas pruebas de alergias empleando el análisis Vega y se encontró que los siguientes alimentos todavía eran un problema: crema de cacahuate, levadura y trigo. Como eran comparativamente pocos los artículos, se eliminaron entonces de la dieta. Había mejorado mucho para la siguiente cita y la mejoría se mantuvo, ¡excepto cuando Robert comió pizza y cerveza hasta hartarse antes de Navidad! Fue un buen recordatorio de los factores de dieta y no ha sucumbido a ninguna tentación en este sentido desde entonces.

Se continuó el tratamiento básico por alrededor de nueve meses y se redujo a una dosis de mantenimiento segura de salud mientras estuviera bajo la tensión de estudiar. Ahora puede hacer frente a la exposición moderada a mascotas y contaminación petroquímica ya que el sistema inmune está en un estado más sano y las deficiencias de calcio se han eliminado.

Este caso se escogió en parte porque sería casi imposible aislar cualquier factor único del tratamiento como el más importante. Se ilustra por completo la síntesis de desintoxicación empleando hierbas y homeopatía además de la necesidad de complementos minerales y la presencia de vitaminas particulares.

Faye
En el otro extremo de la escala está un historial médico que implica una síntesis de remedios necesarios para una situación crónica. Faye primero asistió a la clínica cuando tenía cuarenta y tres años de edad. Se había sometido a cirugía por un tumor benigno de la columna vertebral y como resultado tenía dificultad al caminar lo que la frustraba mucho. Tenía una derivación (un tubo de drenaje) que le habían puesto en el cráneo. Sufría de dolores de cabeza y bastante irritación antes de la menstruación cada mes. La dieta era buena excepto por el anhelo de chocolate antes del periodo menstrual. Las evacuaciones eran irregulares y sólo funcionaban cada tres días más o menos. Tenía algunos lunares grandes en el cuerpo que revelaban una predisposición hereditaria hacia los tumores benignos. El iris reveló una buena constitución básica. Fue de interés saber que su madre había tenido enfermedad de Parkinson, que es una enfermedad degenerativa del sistema nervioso.

El primer mes de tratamiento se concentró en el sistema nervioso para mejorar la coordinación para caminar. Con este fin se combinó fosfato de potasio y de magnesio con complejo de Vitamina B y hierbas antiespasmódicas. Estos mismos complementos eran apropiados para irritabilidad, hipoglucemia (anhelo de azúcares) y dolores de cabeza. Se administraron hierbas para el hígado para limpieza y para el intestino perezoso y el zinc fue el mineral final necesario para diversos síntomas, como hipoglucemia, baja inmunidad e irritabilidad nerviosa. Cuando volvió en un mes, Faye informó de menos irritabilidad además de menos dolor en las piernas. No había mejorado el intestino. Se añadió linaza al régimen diario para el tono del intestino y se dio un remedio miasmático en forma de Thuja 200 dos veces a la semana para los lunares. En su tercera cita, Faye informó de mejoría en todos los aspectos.

Durante los siguientes meses se mantuvo la mejoría y al acabar de introducir el análisis Vega a mi práctica, esta forma de evaluación se pudo verificar con el iris. La prueba Vega indicó que el intestino delgado y el grueso todavía estaban débiles en su función y se reveló una tendencia premaligna en relación con el sitio del tumor. Más o menos en este momento Faye dejó el tratamiento debido a consideraciones financieras. Desde mi punto de vista, debió continuar y esto podría indicar por qué volvió dieciocho meses después del crecimiento de un tumor para el que se administró radiación. La "edad biológica" era moderadamente alta, lo que indicaba la predisposición patológica de su cuerpo. Tanto el sistema esquelético como el linfático estaban relacionados con su recaída.

Se volvió a comenzar el tratamiento con énfasis en la desintoxicación. Las hierbas de limpieza linfática y los remedios de drenaje homeopático se combinaron con fosfato de magnesio, potasio, fosfato, cloruro de potasio y complejo B para los nervios. Se volvió a comenzar con Thuja para las predisposiciones hereditarias y se añadió Vitamina A por su efecto de cuidado preventivo de las membranas celulares. En la siguiente cita, Faye informó que estaba caminando bien y que se sentía bien consigo misma. Se aumentó la potencia de la Thuja homeopática a cien mil (potencia M) en un intento de controlar la formación de tumores. Se continuó el otro tratamiento básico y la condición de Faye sigue siendo estable. Ahora está de acuerdo en que sería valioso permanecer en una cantidad de mantenimiento en el tratamiento por algún tiempo y está preparada para tener vigilancia periódica en la clínica.

Terapias auxiliares

Podría ser útil describir brevemente las otras terapias que se enumeraron antes de manera que el lector pueda comprender cómo se podrían aplicar de vez en cuando en conjunción con las tres terapias internas principales que se han explorado en este capítulo. En los últimos veinte años se ha enfatizado el trabajo corporal real de muchos tipos en que se abordan principalmente los músculos y el sistema de meridianos.[18] Emplea la filosofía médica china básica que explica que el equilibrio de energía es un aspecto muy importante de la salud y la curación.

Para devolver el equilibrio de la energía del cuerpo, se insertan agujas en lugares específicos en las vías o conductos de la energía a los que se conoce como meridianos. La anatomía real de estos conductos es tan intrincada como la anatomía occidental y las correlaciones involucran todos los órganos, tejidos y funciones del cuerpo. Al estimular o sedar puntos en los meridianos con agujas en la piel, se equilibran las funciones del cuerpo y se eliminan las toxinas. Se debe enfatizar que el médico chino tradicional a menudo emplea hierbas y da asesoría sobre el estilo de vida en general. La acupuntura no se practica aislada en China como a menudo sucede en Occidente. En consecuencia, el uso real de las agujas es auxiliar de las terapias internas ya discutidas. Es un valioso estímulo para el equilibrio de la energía cuando lo emplea con destreza una persona que se haya sometido a un entrenamiento adecuado que podría durar varios años.

Se han creado diversas disciplinas en que los dedos del terapeuta reemplazan las agujas. Entre estas terapias se encuentran

---

[18] Drury, N. (ed.), *The Body Work Book*. Harper and Row (Sydney, 1984).

acupresión, reflexología, Tacto para la Salud y la terapia de baile de Tai Chi, donde los movimientos y posiciones del bailarín son los factores de equilibrio. Ninguno de estos enfoques puede reemplazar la desintoxicación necesaria de hierbas y homeopatía o resolver las deficiencias generalizadas de vitaminas y minerales que se encuentran en la actualidad. Todas son ayudas valiosas para la persona que tiene el tiempo, entusiasmo y dinero necesarios.

El masaje también se ha vuelto muy popular y en fechas más recientes también ha ganado terreno la aromaterapia (masaje con aceites extraídos de hierbas y flores). Ambas terapias son útiles para condiciones subclínicas ya que estimulan la sangre, los nervios y los conductos linfáticos, y en consecuencia, ayudan en el proceso de desintoxicación. Un inconveniente es que el paciente por lo general necesita tratamiento semanal regular por algún tiempo antes de producirse un beneficio terapéutico. Esto requiere mucho tiempo y dinero. Muchos terapeutas que emplean estos procedimientos han tomado el entrenamiento en unos cuantos fines de semana o en seminarios de una semana y cobran tanto como terapeutas que han pasado por programas de cuatro años en las disciplinas principales. El otro factor de confusión para el público procede de la tendencia de estos terapeutas de dar la impresión de que su arte abarca todo lo que se necesita para todos los problemas de salud.

Se necesita un entrenamiento más prolongado y considerable destreza en la práctica de la quiropráctica y la osteopatía. Éstos a menudo son auxiliares necesarios, al menos en las primeras citas a terapeutas naturales. Al dar equilibrio a los minerales del cuerpo encontramos que la necesidad del tratamiento manipulador osteopático o quiropráctico se reduce rápidamente. Cierta cantidad de avances interesantes han tenido lugar recientemente en esta área con técnicas muy ligeras con respecto a los músculos, y el esqueleto se realinea con un mínimo de presión y fuerza. La técnica Bowen es un ejemplo. Otro ejemplo se relaciona con la técnica Alexander, donde se enseña al paciente a acomodar la cabeza en relación con la columna vertebral de manera que todo el cuerpo se realinea. Desde un punto de vista, es una forma de relajación, donde la frase clave es "permitir que el cuello sea libre". La práctica de la cinesiología aplicada es otro sistema en que se encuentran las tensiones de los órganos mediante pruebas en músculos y la selección de los remedios apropiados se realiza con el mismo sistema.

Es apropiado mencionar la meditación como algo básico para cualquier forma de curación cuando se considera como relajación de cuerpo, emoción y mente, y como algo que promueve idealmente una alineación con nuestra esencia interna o alma... el verdadero factor curativo. En la actualidad estoy trabajando con grupos de pacientes estresados para inspirarlos a practicar la relajación diaria, la visualización creativa y un ejercicio de alineamiento en que deben invocar las energías curativas de su interior con regularidad. Estas técnicas también se pueden emplear para resolver situaciones difíciles en el trabajo y la vida familiar. Los complementos físicos serán mucho más efectivos cuando se combinen con un enfoque de meditación hacia la vida. Esta área se explora más a fondo en el capítulo 12.

La curación de la psique, la curación magnética, Reiki y la curación espiritual son practicados por terapeutas que emplean las manos para canalizar las energías curativas al paciente. Su éxito depende de su alineación interna y su desarrollo espiritual. Sólo pueden canalizar energías del nivel subjetivo con el que puedan estar sintonizados. En la práctica encontramos que algunos curanderos están transmitiendo principalmente la parte sutil del plano físico y son curanderos pránicos o magnéticos. Otros trabajan en el nivel astral o de los sentimientos y en el caso de curanderos puros, podrían canalizar las energías espirituales o budistas. Curación espiritual es un término desafortunado ya que se emplea para abarcar todo lo que no es físico y podría sólo significar el nivel astral que puede distar mucho de ser espiritual. Reiki es otro término que tiene poco significado ya que maestros de diferentes países hacen diferentes afirmaciones respecto al nivel de conciencia que alcanzan, aunque está el acuerdo general de ser un conducto para las energías curativas.

Todas las terapias mencionadas pueden tener un papel útil como auxiliares a las principales terapias medicinales que se relacionan con vitaminas, minerales, hierbas y remedios homeopáticos. El siguiente caso se creó para mostrar cómo algunas de estas otras terapias se podrían integrar con la nutrición clínica, la medicina herbal y la homeopatía. Un caso así podría avanzar como sigue.

Una mujer madura llega a la clínica con el principio de artritis y una sensación general de cansancio. Al hacerle preguntas se descubre que ingiere pocas frutas y verduras excepto en los meses más cálidos del verano. En consecuencia, el enfoque a largo plazo es mejorar su estilo de vida y se explica que para devolver el equilibrio a la bioquímica se emplearán seis meses de hierbas, vitaminas y minerales, tiempo en que gradualmente cambiará su dieta. Se le dan hierbas para el tono del hígado, otras hierbas y una combinación mineral con complejo de Vitamina B para la energía de los nervios. Después de dos meses de tratamiento, las articulaciones han mejorado considerablemente y se están llevando a cabo los cambios en la dieta.

Entonces tiene lugar una crisis familiar cuando su hija se separa de su marido con el resultado de que el paciente tiene a los hijos por días sin fin mientras la hija sale a trabajar. No sólo las articulaciones empiezan a recaer sino que existe ira y resentimiento de que a su edad en la vida se le ha restringido la libertad y sin embargo siente que debe ayudar durante este periodo de crisis. En este punto, se emplean esencias de flores para dar equilibrio a las emociones. Se describen en el capítulo 12. También es adecuado algo de asesoría ya que se vuelve obvio que la hija está manipulando a la madre en cierta medida. Si el terapeuta natural no puede satisfacer este papel, se envía a la paciente a un servicio de asesoría. Es durante este periodo en que las emociones salen a la superficie que se nota el remedio constitucional: tal vez Natrum Muriaticum, que corresponde a guardar resentimientos que se notó en el cliente, además de otras señales.

Continúa la mejoría y luego la paciente tiene una caída mientras limpiaba una ventana y se lesiona los músculos y ligamentos de la parte superior de la columna. Se envía a un osteópata por unas semanas para masaje de rehabilitación y manipulación de la columna vertebral. Después de ocho meses de tratamiento no ha tenido dolor en las articulaciones por siete meses y el tratamiento se termina con la condición de que si durante el invierno empiezan a volver las molestias y dolores podría necesitar una ayuda temporal. Para este momento, la hija ha tomado medidas adecuadas para los hijos mientras trabaja y la relación entre madre e hija ha mejorado como resultado de la asesoría. Se descubre que la rigidez de las articulaciones es resultado en parte de la falta de flujo de energía creativa libre ya que no tenía intereses creativos adecuados. Tiene un nuevo inicio en la vida que acompaña a la salud recién descubierta.

En el capítulo 2 empezamos a explorar los diversos conceptos que se presentaron en este capítulo. Estas ideas incluyen diferentes puntos de vista sobre el tema de vitalidad, energía y toxemia.

Capítulo **2**

VITALIDAD Y MODELOS DE ENERGÍA EN LA SALUD Y LA ENFERMEDAD

A menudo aparecen los términos vitalidad y energía en nuestro lenguaje cuando nos sentimos sanos y tenemos una sensación de bienestar. Si observamos animales y aves en su estado natural a menudo es clara una sensación de fuerte energía o vitalidad. ¿Qué es esta energía y de dónde procede?, ¿adónde va esta energía cuando no sentimos enfermos y apáticos?, ¿es la experiencia de vitalidad un subproducto de la buena salud o es la base para la salud?, ¿qué dice la ciencia médica respecto a los términos energía y vitalidad?

El desarrollo del concepto vitalista de la medicina

Una división entre el pensamiento vitalista y mecanicista en la medicina existía incluso antes de la época de Hipócrates, al que por lo general se considera el padre de la medicina moderna.[1] Con la creación de la escuela hipocrática, el modelo mecanicista se aceptó poco a poco como el enfoque médico oficial. La contribución de Newton a la física muchos siglos después enfatizó el modelo mecanicista de la enfermedad, al que se consideraba como un problema que involucraba una parte del cuerpo. Reduccionismo es un término asociado que por lo general se usa para describir el

---

[1] Grossinger, R., *Planetary Medicine: From Stone Age Shaminism to Post Industrial Healing.* Shambala Press (London, 1982).

enfoque en la medicina convencional en que los problemas de salud se analizan en partes cada vez más pequeñas. Por otro lado, los practicantes de muchas terapias siempre han enfatizado la necesidad de abordar la salud y la enfermedad de manera holística.[2]

La física moderna con su énfasis en la interrelación de todo en el universo es capaz de dar significado a la filosofía y principios asociados con la naturopatía y las terapias naturales. Los científicos no han podido encontrar todavía un componente básico primordial en el universo. La creciente comprensión de la ciencia es que todo en el universo es una expresión de energía y esto da un marco significativo para comprender la salud y la enfermedad con relación a la energía.[3]

Es irónico que el énfasis inicial sobre una fuerza vital deba ser revindicado este siglo por el avance en la ciencia que está reemplazando rápidamente el enfoque reduccionista newtoniano. Aunque parece estarse elaborando una explicación científica y razonable para enfatizar el papel de la energía en la salud y la enfermedad, la medicina ortodoxa todavía critica a veces los principios de terapia natural por no ser científicos. Sin embargo, la medicina ortodoxa no puede definir o medir la salud o la ausencia de enfermedad.

La experiencia clínica de los terapeutas naturales demuestra que el uso de vitaminas, minerales, hierbas y homeopatía aumenta la vitalidad y el bienestar del paciente. La retroalimentación más común que se recibe de miles de terapeutas naturales es que los pacientes experimentan más energía, vitalidad y bienestar (después de la participación en un programa de terapia natural). En consecuencia, se entiende que el fomento y fortalecimiento de la fuerza vital es la piedra fundamental de la medicina natural. Más adelante, exploraremos la idea de que hay un aspecto subyacente del cuerpo físico, que se podría describir como un cuerpo energético, que valida el gran énfasis en la energía en la práctica y principios de la medicina natural. Durante el largo avance de la humanidad,

---

[2] *A Submission to the Social Development Committee of the Parliament of Victoria on the Status and Practice of Natural Therapies,* vol. 1. The Australian Natural Therapist Association (Melbourne, 1985).

[3] Capra, F., *The Turning Point.* Bantam Books (London, 1983) ch. 10.

Los triángulos de la salud

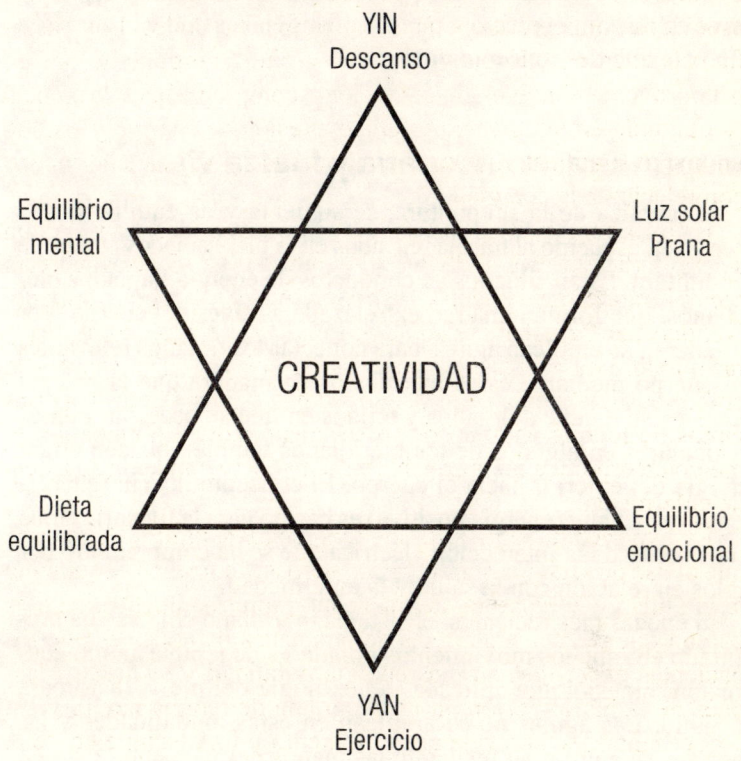

podemos encontrar en retrospectiva que las últimas décadas son comparativamente únicas en términos de negar el papel de la energía en la medicina. Sólo tenemos que examinar la filosofía de la medicina china tradicional para darnos cuenta de lo bien establecido que está el concepto de dar equilibrio a las energías para la restauración de la salud. Es sólo desde la Revolución Industrial, un tiempo muy breve en nuestra evolución, que el énfasis en la salud y la curación se ha alejado del concepto vitalista.

Acupuntura, homeopatía y fuerza vital

En la práctica de la acupuntura, se aumenta y da equilibrio a la energía en el cuerpo al trabajar en sitios en la piel llamados puntos de acupuntura. Están situados en conductos de energía llamados meridianos, que forman una red entrelazada a través del cuerpo. Por lo general, se emplean agujas para conectar los órganos relevantes del cuerpo mediante estos meridianos de manera que la energía excesiva se mueve a órganos y tejidos en que se necesita. Puntos particulares en algunos de los meridianos también pueden atraer energía del exterior hacia el cuerpo. El concepto de Yin (energía negativa) y Yang (energía positiva) es básico para la filosofía china y nos recuerda la interacción eléctrica que se ha comprendido por siglos en relación con la salud y la enfermedad.[4]

En épocas más recientes, el sistema meridiano chino se ha presentado en muchos movimientos populares de terapia, como acupresión, cinesiología aplicada, reflexología del pie y Tacto para la Salud. Las agujas no se emplean en estas modalidades y las energías se equilibran mediante las manos del terapeuta. Esto en ocasiones puede causar problemas para el terapeuta como veremos más adelante. Sin embargo, el principal punto que se enfatizará aquí es que más y más personas aceptan el papel central de la energía en la salud y la curación.

En una era comparativamente moderna, el avance de la homeopatía como terapia ha ilustrado el lugar de la energía en medicina

---

[4] Zhu Zong-xiangi, "Research Advances in the Electrical Specificity of Meridians and Acupuncture Points", *American J. Acupuncture* (1981) 9 (3) 203-15.

interna. Hahnemann, el fundador de la homeopatía, presentó el concepto de aplicar dosis diminutas de remedios animales, vegetales y minerales para estimular la fuerza vital del paciente. Se ha demostrado estadísticamente que en las potencias más elevadas, donde la medicina se ha diluido más de treinta veces, no queda la sustancia física original. Así, al paciente se le da medicina basándose en la energía y, sin embargo, se encuentra que tienen lugar resultados curativos.[5]

Miles de doctores con entrenamiento médico y terapeutas naturales han aceptado y empleado la homeopatía en las potencias más elevadas desde la época de Hahnemann. Como se indicó en el capítulo 1, el trabajo de laboratorio ha mostrado que el medio en que se diluye y mezcla el remedio homeopático adopta el modelo eléctrico del remedio. Las mediciones de físicos han podido mostrar el cambio en la configuración eléctrica en la sustancia portadora y se considera que en esta forma el remedio puede influir en los sistemas de energía del cuerpo sin la presencia de ninguna molécula física en el remedio.

Por supuesto, la medicina ortodoxa reconoce la asociación estrecha de las transformaciones de la energía en todos los procesos del cuerpo. Sin embargo, existe una diferencia particular y principal en los puntos de vista. Desde la perspectiva ortodoxa, se considera a la energía como un resultado de procesos químicos y bioquímicos más que como la base de todos los procesos. Así, se acepta que la actividad en el cerebro y el corazón produce modelos de energía; que los procesos digestivos producen energía; que los músculos generan actividad. Sin embargo, no se acepta un cuerpo energético subyacente, ni lo es la necesidad básica de equilibrar las energías antes de que el sistema digestivo, el cerebro o el corazón puedan actuar adecuadamente. Por lo tanto, se considera al estado del cuerpo desde lados opuestos en estas dos corrientes principales de la medicina.

En la práctica clínica, en la primera entrevista el terapeuta natural se ocupa de establecer el estado energético de la persona. Esto se

---

[5] Boyd, W E., "Biochemical and Biological Evidence for the Activity of High Potencies", *Br. Homoeopathic J.* (1984) 54.

puede llevar a cabo de diversas formas. El inicio obvio es tomar un historial cuidadoso para establecer el modelo de vida y el ritmo de la persona. Los patrones de sueño y de comer, la función digestiva, las necesidades sexuales y los estados psicológicos, todos proporcionan importante información sobre la energía y la vitalidad. Las observaciones más directas se sacan del diagnóstico del pulso, dermatoglifos (patrones de la piel) e impresión de la palma de la mano y del diagnóstico del iris, que es la forma más popular de análisis de terapeutas naturales en todo el mundo.

Diagnóstico del iris: guía para la vitalidad

El diagnóstico del iris es la observación, interpretación y diagnóstico de enfermedades mediante el iris. La referencia a cambios en los ojos se encuentra ya en fechas tan remotas como los escritos de Hipócrates. La primera referencia en tiempos relativamente modernos se encuentra en la obra de Philippus Meyers, más o menos en el año 1670. El descubridor del arte y ciencia de la iridología en su forma presente fue un médico húngaro, el doctor Ignatius von Pezcely (1822-1911).[6]

Podemos ver los mecanismos de la iridología de la siguiente manera. El fisiólogo Canon presentó por primera vez la idea de homeostasis en la década de 1930. Este concepto se explora extensamente en la actualidad en la fisiología moderna e indica que todo órgano tiene una dependencia funcional en todos los demás órganos, ya sea en forma directa o indirecta. El mecanismo homeostático mantiene la constancia y equilibrio del medio ambiente celular y cuando se trastorna, produce una función celular anormal y por último una patología. En consecuencia, cualquier órgano del cuerpo reflejará en cierta medida el estado de todos los demás órganos. A menos que los cambios en los tejidos sean en extremo patológicos, las alteraciones en otros órganos sólo se pueden discernir a nivel celular. En consecuencia, a menudo se emplea la sangre como criterio para la salud en diversas partes

---

[6] Jensen, B., *Iridology-The Science and Practice in the Healing Arts*. Bernard Jensen Publishing (California, 1982) 2-6.

del cuerpo. Para que un órgano sea útil como indicación de la salud fisiológica en otros órganos son esenciales varios criterios. El órgano debe tener un suministro vascular y neurológico muy desarrollado, debe ser accesible para verlo con facilidad y debe ser apropiado desde el punto de vista estructural o histológico para evaluación mediante un método analítico consistente.

El iris del ojo cumple todos estos criterios. Los vasos sanguíneos representan la mayor parte del iris así que es amplio el suministro vascular. La red neurológica es muy complicada, con numerosos nervios que surgen del plexo ciliar y forman redes. El iris también es ideal como base para la evaluación ya que es circular y radial en el aspecto funcional. Esto permite un sistema de coordenadas circulares basado en la longitud del radio y arco del círculo. La precisión que permite esta estructura es única en cuanto a las matemáticas y califica de forma ideal al iris para propósitos de diagnóstico.

Una de las valoraciones más fáciles posibles del estudio del iris es el tipo de constitución que posee la persona en cuanto a la vitalidad. Esto se muestra en varias formas pero fundamentalmente mediante la densidad y forma de las fibras radiales del iris. Según algunos escritores, la densidad se clasifica en cuatro grados. En el primer grado, las fibras están muy unidas sin espacios discernibles y esto corresponde a una buena constitución hereditaria y vitalidad, y a fuertes poderes de recuperación. Las personas con este tipo de constitución a menudo se presionan con fuerza a sí mismas y a los demás y pueden lograr su potencial debido a su energía inherente. A menos que su estilo de vida o psicología sufran un gran desequilibrio, sólo pueden tener trastornos menores en la salud y suelen responder con rapidez a las terapias naturales. Sin embargo, varios terapeutas naturales han notado que los casos de cáncer a menudo caen en esta categoría de estructura de iris. En otras palabras, cuando todo les sale mal a estas personas, pueden manifestar un proceso de crecimiento negativo que corresponde en fuerza a la fuerte vitalidad básica heredada.

La siguiente clase de densidad permite que se vea alguna indicación de la siguiente capa del iris entre las fibras. Puede haber separaciones entre las fibras en algunas partes del iris que corresponden a debilidades de un órgano particular. Por casi doscientos años, los mapas del iris se han correlacionado con una patología manifiesta de manera que los mapas modernos son bastante exactos. Jensen en Estados Unidos y Deck en Alemania han sido pioneros en este trabajo.[7] Conforme las fibras se vuelven cada vez menos densas en el iris, la energía y la vitalidad tienden a ser menores. La corona autónoma alrededor de la pupila (llamada el collarete en optometría) se vuelve, en proporción, irregular y se dilata. Lo normal es que esta corona esté a un tercio del borde de la pupila y debería ser un círculo regular, ligeramente cerrado. Se ha descubierto que corresponde bastante bien con el estado de la parte autónoma del sistema nervioso que está relacionado con todas las actividades corporales que no están bajo el control de la voluntad. La forma de la pupila en sí también da una buena indicación del equilibrio del sistema nervioso central, aunque si hablamos en forma estricta, esto no es parte del diagnóstico del iris.

En las personas que por la herencia y el estilo de vida sufren de vitalidad deficiente y malas energías recuperativas, las fibras del iris aparecen como chal de encaje y aparecen muchas lesiones de forma ovalada que dan una indicación de cuáles órganos en el cuerpo son inherentemente débiles. En estos casos, el tratamiento tomará mucho más tiempo que en la persona con buena densidad en las fibras del iris. Es probable que el paciente no tenga una crisis de curación o un cambio drástico en su condición por varios meses. Estos pacientes necesitan en especial que se les eduque desde el comienzo en cuanto a su tipo constitucional y sus potenciales.

Por lo tanto, el iris es una excelente guía para el estado básico de energía del paciente y la duración esperada del tratamiento. Si se permite que el tratamiento tenga la duración requerida, ocurrirán cambios gradualmente en el iris y aumentará la densidad de las fibras. En el caso de lesiones, puede mantenerse el contorno, pero dentro de la lesión aparecen diversas líneas de curación que indican la mejoría en el tono en ese órgano en particular. Hablando en general, una constitución deficiente del iris corresponde a la acumulación de desecho tóxico; esto también se puede ver en el

---

[7] *Ibid.* 83-5; Deck, J., *Principles of Iris Diagnosis.* Institute for Fundamental Research on Iris Diagnosis (Ettlingen, 1982).

VITALIDAD Y MODELOS DE ENERGÍA EN LA SALUD Y...

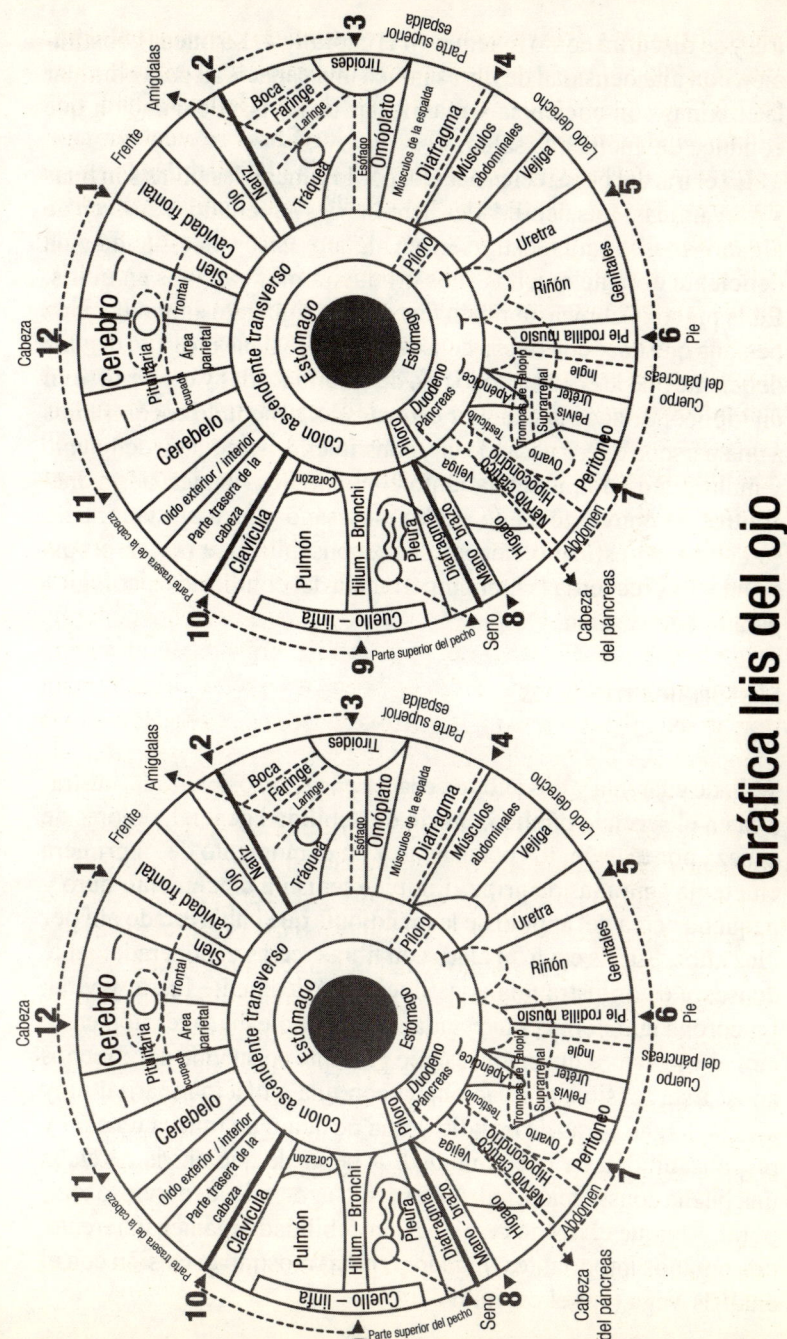

Gráfica Iris del ojo

iris y se discutirá como toxemia en el capítulo 4. La buena constitución con alta densidad de fibras indica una capacidad para eliminar las toxinas con eficiencia y manifestar una crisis de curación que conduce de vuelta a la salud.

En el iris del bebé recién nacido, por lo general las fibras son finas y muy unidas. Las debilidades hereditarias a menudo requieren de algunos meses para mostrarse y en algunos casos un estilo de vida deficiente durante muchos años producirá más cambios en el iris. En la práctica clínica, también tenemos la siguiente anomalía. Una persona que nace con buena constitución pero tiene un estilo de vida deficiente puede contraer todo tipo de enfermedades y convertirse en un hipocóndriaco clásico. Por el otro lado, a menudo encontramos a una persona que, a pesar de una constitución hereditaria deficiente y mala salud en la infancia junto con una dieta inadecuada y mal control, se convierte en un adulto muy sano y bien ajustado. Esto se debe a un esfuerzo sincero de responsabilizarse por su propia salud y nos recuerda la gran importancia del equilibrio psicológico para la buena salud.

Historiales médicos

Will

Will, de cuarenta y tres años de edad, tiene una posición administrativa en el servicio público. Sufrió de debilidad general, dolores de cabeza por tensión, tos persistente y en el momento de su primera cita tenía síntomas de gripe. También tenía un crecimiento duro y pequeño cerca del ángulo de la mandíbula que había estado ahí por diez años. Su iris era azul claro con fibras rectas y moderadamente densas y esto ilustra una constitución básicamente fuerte y vital. La corona autónoma era irregular, lo que indicaba la tensión emocional y nerviosa que había estado presente en su vida por muchos años. Esta tensión se relacionaba con una situación marital muy difícil, largas horas de estudio y una posición de mucha tensión y responsabilidad en la comunidad. A pesar de que el iris revelaba una buena constitución, sufría de severo agotamiento nervioso temporal. Aunque el iris no revelaba una debilidad orgánica inherente, dos órganos importantes (hígado y riñón) mostraban tensión con el análisis Vega (ver el capítulo 6).

El primer mes de tratamiento se dirigió a aumentar la energía con un compuesto fuerte de complejo B y un compuesto especialmente formulado de fosfato de potasio y de magnesio, tonificar el hígado y los riñones con hierbas apropiadas y manejar el ataque actual de gripe empleando Vitamina C y un compuesto mineral especialmente preparado de fosfato de hierro y cloruro de potasio. Se suministró otro compuesto mineral para disolver el bulto duro cerca de la mandíbula. Esta tableta de minerales contenía sílice y fluoruro de calcio.

Después de un mes en esta selección de remedios, Will tenía más energía, cesaron los dolores de cabeza y se produjo algo de eliminación a través de la piel del bulto cerca de la mandíbula. Su tos, que era en su mayor parte nerviosa, persistió al igual que un tic nervioso cerca del ojo. La lectura mediante la prueba Vega mejoró ya que ni el hígado ni los riñones se detectaron en la segunda cita. Se repitió la misma selección de remedios por otros dos meses con la adición de fosfato de magnesio homeopático en la potencia 30 para el tic nervioso y la tos. Para el cuarto mes, Will se sentía muy bien. El tratamiento se continuó por algunos meses mientras arreglaba sus relaciones personales y también tomaba más responsabilidades en el trabajo.

Para ayudar con los problemas emocionales relacionados con la familia, se añadieron remedios florales de Bach. Will también trabajó con el aspecto psicológico mediante asesoría y talleres. Al final encontró una pareja para toda la vida más apropiada y fue interesante que se resolvieran más parámetros emocionales de la vida de Will después de que habían mejorado sus energías y su bienestar físico. Su salud había sido estable ya por muchos meses y sólo eran necesarias citas ocasionales para revisión. Es de notar que Will tuvo una considerable mejoría después de sólo un mes de tratamiento y esto concuerda con su tipo de iris.

Natalie

El siguiente historial de caso es de un tipo diferente. Natalie, de veintinueve años de edad, trabajaba en el área de la moda y no gozaba de buena constitución. Su iris revelaba un cuerpo cargado de toxinas en forma de congestión linfática, una estructura del iris bastante abierta y debilidad hereditaria de riñón izquierdo, hígado y glándula tiroides. De acuerdo al análisis Vega el hígado apareció como el órgano más estresado, seguido por el sistema linfático. La pupila pulsaba cuando se le estimulaba con una luz fuerte, lo cual es señal de falta de tono nervioso además de la necesidad de fosfato de potasio y de magnesio.

Natalie se sentía cansada y débil, y su ciclo menstrual era muy irregular, con periodos separados por dos o tres meses. Había sufrido una hepatitis grave a la edad de catorce años y había estado hospitalizada por tres meses. Era por esto que el hígado todavía aparecía como el órgano más estresado, un hallazgo común después de hepatitis, a pesar del hecho de que la enfermedad pueda haber ocurrido muchos años antes. Para mantener sus menguantes energías, Natalie se había convertido en una fuerte bebedora de café y esto había afectado más su hígado y trastornado la concentración de azúcar en la sangre.

El primer mes de tratamiento incluyó fosfato de magnesio y de potasio para energizar y equilibrar el sistema nervioso, complejo de Vitamina B para la energía y la estructura abierta del iris indicó fosfato de calcio. Se administraron hierbas y productos homeopáticos para el hígado y gotas homeopáticas para equilibrar las glándulas endócrinas que regulan la tiroides y los ovarios. Después de un mes con estos remedios, había mejorado un poco su energía y tuvo su primer periodo menstrual en algún tiempo. Se repitieron las mismas prescripciones con la adición de tabletas diuréticas herbales que contenían Barba de Maíz. Esto fue para abarcar el edema en las piernas antes de la menstruación y relacionada con la debilidad de los riñones. En el tercer mes tuvo lugar un brote de herpes y se trató con Natrum Muriaticum homeopático en potencia 20.

Después de tres meses de tratamiento la energía todavía era un problema aunque ya no volvió el herpes. Ya le había explicado a Natalie que el tratamiento tomaría algún tiempo por su constitución particular y estuvo de acuerdo en perseverar. Se cambiaron las hierbas de limpieza y continuaron los remedios básicos con la adición de un compuesto de zinc para mejorar la inmunidad después del herpes. Se descubrió mediante análisis Vega que era deficiente el funcionamiento de la glándula pituitaria y se dio carbonato de amonio homeopático en potencia 30 para mejorar la función. En el cuarto mes, Natalie comenzó a sentirse en verdad bien y continúa su mejoría.

Cuatro meses es un tiempo muy prolongado en las terapias naturales antes de que se note mejoría en la energía y en el caso de Natalie este factor de tiempo enfatiza las diferencias individuales en el factor de vitalidad en diferentes personas. Es probable que Natalie necesite otros seis meses de tratamiento. En su caso, la combinación de toxinas con la disminución del nivel de energía en el sistema es obvia en el iris y el cuadro de síntomas. La hepatitis, aunque la tuvo catorce años antes del tratamiento naturopático, causó que el sistema acumulara desperdicio tóxico por la lentitud del hígado. Entonces se había desbordado al sistema linfático. El hígado tiene grandes poderes de regeneración y es sorprendente lo rápido que se recupera y continúa con el trabajo de metabolizar los desperdicios cuando se administran unas cuantas hierbas tonificantes en forma líquida u homeopática.

Ahora se podrían hacer las preguntas: Si la vigilancia y mejoría de la energía es una consideración tan importante en la práctica naturopática, ¿existe alguna evidencia científica de que la energía o la vitalidad tienen un papel significativo en el crecimiento, la salud y el bienestar? ¿Puede la ciencia mostrar que los trastornos de la energía están relacionados con la enfermedad y las dolencias?

Capítulo 3

LA CIENCIA MÉDICA Y EL FACTOR DE LA ENERGÍA

¿Existen científicos médicos que consideren a la energía un factor vital en la salud y la enfermedad?, ¿pueden esos investigadores superar la distancia entre la física y la biología? ¿Cómo conviertes los términos místicos de la fuerza vital de los naturópatas en respetable terminología científica?

Durante este siglo, diversos científicos médicos han dado credibilidad al concepto vitalista en la medicina. En su mayor parte, estos sobresalientes pioneros se han entrenado en ciencia y medicina ortodoxas. Sin embargo, es tal el conservadurismo de sus propias profesiones que por lo general sus iguales los han condenado al ostracismo y a menudo no reciben reconocimiento de la corriente principal de la ciencia médica. Ahora se discutirá brevemente la obra de varios de estos pioneros de manera que el lector pueda juzgar si está justificado el caso de una fuerza o sistema de energía vitalista que es la base del cuerpo físico.

H. S. Burr y los campos de vida

Durante las décadas de 1940 y 1950, se produjo el descubrimiento de un campo bioeléctrico con un potencial de corriente directa que llenaba todo el organismo de los seres vivos. Se mostró que este campo proporcionaba integración y dirección a los procesos de crecimiento en el organismo. El campo se podría describir como bipolar, lo que significa que tiene un eje de dos extremos y es la suma de los campos individuales de todas las células en el organismo.

Harold Saxton Burr fue un científico médico que participó en este trabajo. La mayor parte de su trabajo experimental se llevó a cabo en la universidad de Yale en donde daba conferencias sobre anatomía y neurofisiología. Su investigación abarcó cuarenta años de 1938 en adelante y publicó noventa artículos durante este tiempo. El libro *Plano para la Inmortalidad* resume su obra y el siguiente párrafo es un resumen de introducción a sus conceptos respecto al campo eléctrico que se encuentra en el interior de los organismos vivos:

> El modelo de organización de cualquier sistema biológico se establece mediante un complejo campo electrodinámico que en parte está determinado por sus componentes atómicos y fisioquímicos y que en parte determina estos componentes en términos de orientación y conducta. Este campo es eléctrico en el sentido físico y por sus propiedades, se relaciona con las entidades del sistema biológico en un modelo característico.[1]

Burr descubrió que sus campos de vida tenían propiedades similares a los campos simples de la física ya que podían producir un efecto a través de una distancia o espacio. Señaló que como la medición se podría hacer a corta distancia de la piel estos campos no estaban relacionados con el potencial de superficie, como por ejemplo en la detección de mentiras. Para prevenir que se trastornara el sistema viviente, se diseñó un voltímetro de tubos de vacío especial. Era necesario debido a los pequeños gradientes de voltaje que había en estos experimentos. El campo de vida se medía colocando un electrodo de plata en la frente y otro en el dedo índice. Si no, se empleaban ambos dedos índices. En la actualidad se puede conseguir un voltímetro digital menos costoso para este tipo de medición.

En personas normales se descubrió que los gradientes de voltaje varían en ciclos de dos semanas y tal vez se relacionen con los biorritmos que tanta publicidad han recibido. La persona normal tiene una variación normal que cuando se grafica aparece como una serie de curvas moderadas en un periodo de varias semanas. Existen cuatro categorías de personas en relación con los modelos

---

[1] Burr, H. S., *Blueprint far Immortality*. Neville Spearman (London, 1972) 33.

de voltaje en el que el gradiente más elevado se registra en 10 milivoltios. Se descubrió que la intensidad del campo aumenta de manera brusca durante el proceso de ovulación en los mamíferos. Estos mamíferos fueron monos, gatos, conejos, ratas y humanos. Se descubrió que el campo eléctrico del sujeto estaba relacionado directamente con la salud de órganos y células. La intensidad del campo es mayor cuando experimentamos bienestar y disminuye durante estados de cansancio.

Los pacientes esquizofrénicos exhiben la mayor variación en el patrón de voltaje y, en menor grado, el preadolescente tiene un campo que varía mucho de día en día. En la mayoría de los animales a los que se probó los gradientes de voltaje aumentaron continuamente durante el primer tercio de la vida, se emparejaron durante el periodo de madurez y se redujeron durante la vejez. Se encontró que después de lesiones o cirugías se manifestaban modelos específicos de voltaje. Incluso cortadas pequeñas mostraban cambios de voltaje mientras se curaban.

Vale la pena mencionar brevemente un par de experimentos relacionados con los descubrimientos de Burr ya que tienen relevancia directa para la medicina preventiva. En el Hospital Estatal Bellevue, en Nueva York, Louis Langman, ginecólogo, puso a prueba a 1,000 mujeres empleando la técnica de evaluación del campo de vida de Burr. Se había dado de alta a las mujeres en el hospital por diversos síntomas pélvicos. Del grupo, se encontró que 102 tenían gradientes de voltaje sospechosos y después de la biopsia, se descubrió que noventa y cinco tenían cambios malignos.[2] Burr sostuvo que los cambios eléctricos en el campo de vida tuvieron lugar antes de que se determinara la patología. Consideró que eran posibles procedimientos de prueba baratos y efectivos para detectar a quienes corren riesgo.

Otro experimento bien conocido se relacionaba con una pequeña criatura de estanque conocida como salamandra. Se midió el huevo de la salamandra antes de la fertilización y luego se vigiló para ver la dirección del campo de vida. Se descubrió que el eje longitudinal para el crecimiento que se relacionaba con el sistema

---

[2] *Ibid.*, 137-53.

nervioso central se determinó antes de la fertilización. Este eje no cambia de dirección durante toda la vida del animal. Si se pudieran establecer hallazgos similares para los humanos, podría ser muy importante la salud de la mujer, incluso antes de la concepción. Podría ser muy significativo cualquier factor del medio ambiente que pudiera afectar el campo eléctrico. Nos recuerda la controversia que rodea a la contaminación electromagnética, como la que se relaciona con líneas eléctricas.

Además de su trabajo con el reino animal, Burr llevó a cabo una investigación extensa en el reino vegetal. Se descubrió que el campo de vida asociado con árboles variaba con los ciclos lunares, las manchas solares, la noche y el día. Se estableció una sincronización entre árbol, tierra, aire y actividad de las manchas solares durante periodos largos. Al medir el campo de vida de las plantas, el cambio de un solo gen produjo un cambio considerable en el patrón de voltaje. Estudios en semillas de maíz revelaron el potencial de crecimiento de la semilla. Se postuló que empleando estos parámetros de diagnóstico se podrían generar semillas y plantas para que resistan las infestaciones de insectos.

En un resumen del trabajo de Burr, se podría decir que los campos de vida se encuentran midiendo la diferencia de voltaje entre dos puntos del cuerpo. Se describen como potenciales de voltaje puros que producen cantidades infinitesimales de corriente directa, independientemente del flujo de corriente y de la resistencia de la piel, y útiles para propósitos generales de diagnóstico. La comprensión de que los campos electrodinámicos descritos podrían servir como molde para el crecimiento de células y tejidos físicos tiene relevancia directa para la medicina preventiva. Es obvio que serán importantes las terapias que fomentan el equilibrio y la salud de las energías eléctricas y que protegen el campo eléctrico de las desviaciones mórbidas. Más adelante se mostrará que las terapias naturales mejoran en gran medida la salud y fuerza de los campos eléctricos que se asocian al cuerpo.

Otros modelos eléctricos para el crecimiento

Otros científicos médicos, además de Burr, estaban trabajando durante las décadas de 1940 y 1950 con campos eléctricos asociados con los tejidos físicos de los organismos vivos. Gerard y Liber encontraron corrientes eléctricas fuera de las células nerviosas del cerebro mediante un experimento en que, a pesar de que se pusieron células nerviosas cortadas un extremo con otro, se encontró que una corriente todavía fluía en la dirección de los nervios cortados. Se descartó la transmisión química entre los extremos cortados poniendo una solución salina entre los extremos y observar una posterior falta de flujo eléctrico.[3]

El doctor Robert Becker, científico médico que investigaba en la Universidad Estatal de Nueva York, repitió los experimentos de Burr durante la década de 1960. Descubrió que el campo eléctrico era mucho más complejo que lo indicado por Burr. De especial importancia fue su descubrimiento de que el campo de vida estaba relacionado con el sistema nervioso. Se demostró mediante la aplicación de una corriente eléctrica que podía invertir la polaridad usual asociada con el sistema nervioso. Becker escribió:

> La evidencia es del todo concluyente de que existen corrientes eléctricas directas fluyendo fuera de las neuronas en sí por todo el cuerpo. Son de naturaleza no iónica y similares a las corrientes de tipo semiconductor. Las células perineurales parecen ser el sitio más probable en que se generan y transmiten las corrientes. Constituyen un sistema para la transmisión de datos de tipo muy básico.[4]

La última oración da una pista para la importancia de los parámetros de energía de la salud y la enfermedad. ¿Qué sucede si se transmiten datos equivocados?, ¿qué condiciones internas o externas podrían alterar la transmisión de datos, tal vez causando cambios que son peligrosos para la salud?

En 1952, Beams y Marsh llevaron a cabo un experimento significativo sobre gusanos platelmintos. Por lo general, gusanos cortados de esta especie se regeneran con la cabeza en el mismo extremo. Se introdujo una corriente externa en la superficie cortada

---

[3] Gerard, R. W. and Liber, B., "The Control of Normal and Convulsive Brain Potentials", *American J. Psychiatry* (1940) 96:1125.
[4] Becker, R. O. and Marino, A., *Electromagnetism and Life*. State University of New York Press (Albany, 1982) 39.

para invertir el gradiente eléctrico usual. Al aumentar la corriente, se formó una cabeza en cada extremo del gusano cortado y con aumentos adicionales en la corriente, se invirtió el gradiente de extremo a extremo, lo que indicaba que el gradiente eléctrico que ocurre naturalmente en esta especie era capaz de trasmitir información para el crecimiento, es decir, información morfológica.[5]

Se reveló otra información valiosa relacionando la enfermedad con los cambios eléctricos en el cuerpo mediante los experimentos de Hasson. La eliminación del nervio (desnervación) aceleró la formación y crecimiento de tumores de agentes carcinógenos. Estas observaciones fueron confirmadas en 1967 por Pawlowski y Weddell. Por otro lado, se demostró que la simulación del suministro nervioso al área de tumores en ratones mediante el uso de ánodos de cobre y zinc por tres horas al día reducía los tumores de manera significativa. En otros experimentos, Huggins y Yang descubrieron que los agentes carcinógenos producen sus efectos destructivos mediante su capacidad para la transferencia de electrones dentro de células y tejidos.[6] De nuevo, estos experimentos demuestran la relación de estímulos eléctricos, de energía y nerviosos con la salud y la enfermedad.

Parece que podría haber evidencia científica que indica la relación entre los campos eléctricos asociados con el cuerpo, el sistema nervioso y la inmunidad. Aunque el cáncer podría ser el ejemplo más drástico de desequilibrios eléctricos, una enorme gama de procesos de enfermedad podrían verse afectados de la misma manera. Por muchos años, los naturópatas han enfatizado la importancia de mejorar la energía y la vitalidad en el cuerpo mediante el uso de la nutrición correcta, el estilo de vida y el empleo de complementos como vitaminas, minerales, hierbas y homeopatía. Han comprendido que siempre ha existido una relación estrecha entre el sistema inmune y el nivel de energía en el cuerpo.

La obra de Burr nos dio el concepto de que la dirección del crecimiento y el desarrollo está dada por el campo eléctrico y que cam-

---

[5] Marsh, G. and Beams, H. W., "Electrical Control of Morphogenesis in Regenerating Dugesic Tigrinum", *J. Cell. Comp. Physiol.* (1952) 39:191.
[6] Huggins, C. and Yang, N. C., "Induction and Extinction of Mammary Cancer", *Science* (1962) 137:257.

bios en este campo preceden al crecimiento y desarrollo normales. En los experimentos de Beams y Marsh hemos visto que el campo eléctrico es capaz de transmitir información para el crecimiento. Estos conceptos son un eco de las enseñanzas orientales sobre salud y enfermedad. Las filosofías de este tipo siempre han discutido los campos de energía como algo que es la sustancia en que se basa el universo material de los objetos animados e inanimados.

La influencia de los campos electromagnéticos en el tejido vivo se ve también en los siguientes experimentos. En 1950, Singer mostró que la regeneración de las patas de las salamandras depende de la presencia de una pequeña cantidad de tejido nervioso en el muñón de la amputación. En los animales que se regeneran, como las salamandras, después de una lesión hay un potencial eléctrico positivo por tres días y luego un potencial negativo que coincide con la formación del blastema. El blastema es una etapa primitiva de formación celular de la que se pueden desarrollar otras células más especializadas. En animales sin regeneración, como el ratón y el hombre, no hay formación de blastema después de la lesión y, en consecuencia, bajo condiciones normales, las extremidades y otras partes no se pueden regenerar.

Becker se preguntó si la regeneración de una extremidad podía tener lugar si se estimulaba la formación del blastema en un animal sin regeneración mediante un electrodo negativo ubicado cerca del muñón amputado. En 1972 logró la regeneración de un antebrazo en una rata al implantar electrodos apropiados en el muñón de la amputación. En 1982, Rose mostró que la regeneración podía tener lugar en la salamandra después de que se habían retirado los nervios de las patas delanteras siempre y cuando se hiciera una aplicación diaria de polaridad negativa en el muñón. La información para el crecimiento parecía estimularse mediante el potencial negativo y dependía de la unión entre el nervio y la piel... la unión neuroepidérmica. Becker escribió el resumen de este concepto: "La secuencia específica de cambios en el potencial eléctrico que produce crecimiento regenerativo se produce mediante la unión neuroepidérmica y no sólo por nervios de la epidermis... La energía electromagnética intrínseca en el sistema nervioso es el factor que ejerce la mayor influencia de control en el proceso de crecimiento en general".[7]

Para resumir el trabajo de Becker y de otros científicos que trabajaban en áreas similares: de acuerdo a Becker hay un tipo de transmisión que tiene lugar en el cuerpo que, de nuevo de acuerdo a Becker, está presente en la electrónica de estado sólido. Ciertas estructuras en el cuerpo tienen una estructura cristalina o de tipo de retícula que almacena datos para el crecimiento y el volver a crecer. Se ha encontrado que ejemplos de tales estructuras son el tejido perineuronal y los huesos. Estos hallazgos validan la preocupación que los terapeutas naturales tienen por mantener la integridad eléctrica del cuerpo mediante un buen estilo de vida y terapias que fortalezcan y fomenten la vitalidad y la energía. Parece que gran cantidad de científicos han demostrado cambios en los estados de energía que se relacionan con el crecimiento, y en consecuencia también con la salud o la enfermedad. Se ha señalado la relación de estos cambios con el crecimiento y el desarrollo. Se ha elaborado un método más gráfico de indicar los parámetros eléctricos de la salud y la enfermedad empleando fotografía de alta frecuencia.

Estados de energía y fotografía

Cualquier objeto que se coloque en un campo eléctrico intenso irradiará una carga que produzca el fenómeno de una corona alrededor del objeto. Es algo que se notó por primera vez alrededor de los mástiles de barcos en clima tormentoso y se le llamaba fuego de San Telmo. El fenómeno es resultado de gases ionizados de alto voltaje en el aire y a veces se llama descarga de corona. Para capturar la imagen en una placa fotográfica no se necesita una fuente de luz externa y la fotografía es resultado de la descarga eléctrica entre las placas que actúan como electrodos.

Un investigador médico ruso desarrolló primero la posibilidad de emplear la técnica en medicina en 1939, Semyon Kirlian. Estaba sosteniendo una película fotográfica en un quirófano cuando

---

[7] Becker, R. O. and Marino, A., *Op. Cit.*

por accidente su mano quedó expuesta a una descarga de chispas eléctricas de una máquina de diatermia cercana. Al revelar el rollo para propósitos de rutina, se encontró una fotografía de la mano.

El equipo básico empleado en el proceso es un generador de alta frecuencia controlado por circuitos temporizadores especiales. La fuente de energía se conecta directamente a un electrodo de metal que está cubierto por una hoja dieléctrica que se ajusta con suavidad, como cristal cilindrado. La película se pone en el electrodo y el registro de la persona se captura con fotografía, video o viéndola directamente.

Siempre y cuando los parámetros eléctricos de la fotografía se mantengan constantes, la fotografía de objetos inanimados, como una moneda, joya o roca, sigue siendo igual. En seres vivos, los patrones cambian de acuerdo a la salud, el bienestar y la enfermedad. Diversas observaciones de varios científicos médicos han señalado que se puede llevar a cabo el diagnóstico sobre el estado de salud en plantas, animales o humanos empleando esta forma de fotografía.

En Rumanía, un científico médico llamado Dumetrescu fotografió los puntos de acupuntura para ayudar en el diagnóstico de colitis y úlceras incipientes. Un investigador médico estadounidense, Leonard Konikiewicz, identificó correctamente fibrosis quística en 90 por ciento de los casos presentados como fotografías. En el reino vegetal, la salud de un arbusto se podía identificar con la fotografía de una sola hoja.

En la década de 1970, uno de los investigadores más importantes en esta área fue la psicóloga estadounidense Thelma Moss.[8] Estaba interesada en particular en aislar los factores que producen la fotografía. Se llevaron a cabo experimentos para determinar si la corona alrededor de los objetos vivientes cambiaba con la cantidad de sudor, calor o frialdad de la piel, o con el estado psicológico de la persona. Se descubrió que el grado de relajación en el sujeto era el factor que más influía en producir una corona amplia y uniforme alrededor de la yema de los dedos. Por último, investigadores posteriores encontraron que el origen de los cambios de color no era

---

[8] Moss, T., *The Body Electric*. J. P Tarcher (Los Angeles, 1978).

la cantidad de sudor sino el tipo de electrolito (sal) en el sudor. Se descubrió que se alteraba de acuerdo al tipo de enfermedad.

En el caso de la artritis reumatoide, se descubrió que la enfermedad causaba un patrón típico de copo de nieve. Existen 300 glándulas sudoríparas en cada yema de dedo. Involucra el transporte de iones sodio, potasio y cloro a través de las membranas celulares. La secreción de sudor se relaciona con la actividad vasomotora y está además enlazado con factores de la columna vertebral y del cerebro. Se ha descubierto que otros factores son cualquier droga o sustancia química que se consuman. Las imágenes de la descarga coronal de la yema de los dedos refleja de manera objetiva el estado de equilibrio de los mecanismos homeostáticos que actúan en el momento de la fotografía.

Algunos investigadores médicos han descubierto que la luminosidad de las yemas de los dedos varía de forma cíclica y en la mujer se ha descubierto que coincide con el ciclo menstrual. En casos de cáncer, se descubrió que esta actividad cíclica se ve reemplazada por una luminosidad continua. Esto recuerda la obra de Burr, quien descubrió que la intensidad del campo eléctrico del sujeto también tenía aumentos y disminuciones que duraban varias semanas. Después de una cirugía exitosa para el cáncer, el patrón cíclico del aura de nuevo era visible en las fotografías.

Algunas personas han afirmado equivocadamente que esta forma de fotografía captura las auras que ven los clarividentes. Podría haber alguna relación pero se necesita recordar que la fotografía de alta frecuencia es un fenómeno físico que convierte el estado biológico del sujeto fotografiado en parámetros eléctricos. Es más probable que el clarividente observe estados subjetivos que se encuentran por debajo o más allá de los cambios físicos sutiles en el campo electromagnético del paciente. Se ha observado que algunas personas pueden alterar sus coronas a voluntad mediante controlar sus pensamientos. Algunos de estos resultados se han registrado gráficamente en *El Aura Viviente* de Kendall Johnson.[9] De esta manera se ilustra el viejo dicho de que la energía sigue al pensamiento y se explorará en forma más completa en un capítulo

---

[9] Johnson, K. *The Living Aura.* Hawthorn Books (New York, 1975).

posterior. La relación entre nuestro estado psicológico y el campo electromagnético parece ser muy estrecha.

Hasta el momento, hemos examinado la energía desde el punto de vista de los campos electromagnéticos que se asocian con el cuerpo, pero, ¿de dónde procede esta energía?, ¿existe un estado de energía que respalde los campos electromagnéticos?, ¿cuál es el modelo en que se basa el campo que dirige las células no diferenciadas del muñón de la amputación para formar la extremidad correctamente? Sabemos que cada célula tiene en sus moléculas el programa para todo nuestro desarrollo, pero en el caso de la regeneración, ¿qué proporciona el modelo?

Los físicos han encontrado que el espacio no está vacío sino lleno de energía. Los filósofos orientales nos han dicho por miles de años que existe una energía universal que domina y subyace a toda manifestación en nuestro mundo cotidiano. En consecuencia, los organismos vivos no están aislados unos de otros sino que tal vez reciban una profunda influencia de muchos tipos de cambios de energía en el medio ambiente. La obra de Rupert Sheldrake, un joven científico en el Reino Unido, ha causado una enorme controversia en el área de la biología y otras disciplinas relacionadas.

Los campos morfogenéticos de Sheldrake

Sheldrake ha hecho trabajos que parecen vindicar el antiguo punto de vista filosófico de un campo llamado "éter", que no sólo une todas las manifestaciones del universo sino que proporciona el modelo y receptáculo para el crecimiento y el conocimiento. En su libro, *Una Nueva Ciencia de la Vida*, escribe:

> Los campos morfogenéticos específicos son responsables de la forma y organización características de los sistemas en todos los niveles de complejidad, no sólo en el reino de la biología, sino también en los reinos de la química y la física. Estos campos ordenan los sistemas con que se asocian al efectuar eventos que desde un punto de vista energético parecen ser indeterminados o probabilísticos; imponen restricciones con pautas en los posibles resultados energéticamente posibles de los procesos físicos... la hipótesis se relaciona con la repetición de las formas y los patrones de organización; la cuestión del origen de estas formas y patrones está fuera de su ámbito.

Sheldrake ha ido un paso más allá que los físicos que han explicado el universo como un mar de energía del que pueden provenir todas las formas y en el que se puede encontrar su origen. Ha postulado el vínculo entre la energía y la forma en el concepto de un campo que proporciona el patrón para todo lo animado e inanimado. Lo que es más, este campo incluye no sólo el modelo para las formas físicas sino para la transmisión de datos psíquicos y psicológicos:

> Si un animal, digamos una rata, aprende a llevar a cabo un nuevo patrón de conducta, habrá una tendencia para cualquier rata similar posterior para aprender con más rapidez a llevar a cabo el mismo patrón de conducta... si la velocidad de aprendizaje de las ratas en otro laboratorio, digamos en Nueva York, se midieran antes y después de que se entrenara a las ratas en Londres, las ratas de la prueba en la segunda ocasión deberían aprender con más rapidez que a las que se hizo la prueba en la primera ocasión.[10]

Sheldrake parece estar haciendo una contribución importante que vincula el mundo del físico con el mundo del biólogo, además de poner en un contexto científico la enseñanza metafísica de Oriente respecto al nivel etéreo del plano físico. Estos puntos de vista cambiantes dentro de la ciencia respecto al universo y al crecimiento biológico tienen implicaciones significativas para la fisiología, la salud y la enfermedad, y son un movimiento en dirección a comprender el mecanismo etéreo como el vehículo para transmitir el patrón para el crecimiento en la salud y la enfermedad.

Bevan Reid, científico australiano, también ha explorado el vacío entre el mundo de la física y procesos biológicos. Su obra, como la de Sheldrake, va más allá de los campos electromagnéticos de Burr y Becker. Reid se mueve al reino sin forma que proporciona los modelos para el crecimiento y el desarrollo en la unión en que el éter y el mundo material se encuentran.

---

[10] Sheldrake, R., *A New Science of Life.* Paladin (London, 1983) 13,14.

Capítulo **4**

ENERGÍA ETÉREA, CIENCIA Y MEDICINA

¿Existe la posibilidad de que los filósofos orientales hayan estado más cerca de comprender la creación de nuestro mundo físico que la ciencia moderna?, ¿el concepto de que un reino etéreo es la base de la manifestación del mundo físico y todos los seres vivos está a punto de lograr validez científica y comprensión?

Bevan Reid y el renacimiento del éter como fuerza primaria

Reid, antes profesor adjunto de Citología-Oncología en la Universidad de Sydney, Australia, es graduado en veterinaria y ciencia médica. Ha ganado premios internacionales por su investigación sobre el cáncer que se ha presentado en numerosos artículos en publicaciones científicas. Su libro de investigación más controvertido se hizo en la década de 1980 y tiene extraordinarias implicaciones para biología y medicina.

Acción a distancia

Muchos científicos no han aceptado todavía el concepto de acción a distancia. Si este concepto es verdad, significa que el crecimiento y bioquímica de los organismos vivos podría verse profundamente afectado por cambios electromagnéticos y químicos que tienen lugar en el medio ambiente cercano. Lo que es más, este descubrimiento ha conducido a nuevas ideas respecto a la creación de la materia y el desarrollo y crecimiento de los organismos vivos. Tiene importantes implicaciones para la salud y la enfermedad.

Reid notó por primera vez el fenómeno de acción a distancia gracias a observaciones de cristales en formación en su laboratorio.[1] Se descubrió que cristales de cloruro de sodio adquirían formas romboides con estructuras ramificadas en lugar de la esperada forma cúbica. Por lo general, un fenómeno así sólo sucede en presencia de material albuminoide. El efecto de ramificación tuvo lugar como resultado de una interacción a través del espacio con otros experimentos que se llevaban a cabo a muchos metros de distancia. Efectos significativos procedían de trabajo de laboratorio cercano que se relacionaban con sustancias con una estructura del tipo de retícula o repetitiva, como hielo, hule y ácido silícico. La disposición muy ordenada o de retícula de estas sustancias parece amplificar las energías y ayudar en la transmisión a través del espacio.

La primera observación de la acción a distancia se relacionó con los efectos de ramificación en cristales como resultado de un experimento que tenía lugar en un lugar cercano en que un científico empleaba ácido silícico. La estructura de este ácido tiene relación con el modelo repetitivo que se mencionó antes. En cualquier momento Reid podía decir si este ácido se estaba empleando en un lugar cercano al observar la formación de sus cristales. En otros experimentos, se observó el efecto del plomo a distancia. Un trozo de plomo cerca de los cristales causaba un modelo de difracción y el efecto continuaba cuando se alejó el plomo lo suficiente para descartar cualquier efecto electromagnético. Se descubrió que cualquier sustancia con estructura repetitiva producía este efecto de acción a distancia.[2]

Después del trabajo sobre cristales le siguió el efecto de la acción a distancia con bacterias. Primero se notó el efecto en las células a través del espacio del medicamento Colchicum. En primer lugar, se inocularon células con el medicamento y murieron. Luego murieron células sin inocular cercanas a pesar de la barrera de sus contenedores de cuarzo o vidrio. Se alejó más el Colchicum para

---

[1] Reid, B. L., "Propagation of Properties of Chemical Reactions Over Long Distance in the Atmosphere as seen by Crystal Growth Pattern Changes", *Aust. J. Med. Lab. Sci.* (1986) 7:30-35.
[2] Reid, B. L., "The Great Energy Debate: The Place of Subtle Energy", *Aust. J. Homoeopathy*, (April 1987) 1.

descartar cualquier transmisión electromagnética. De todos modos murieron las células. En otro experimento con una secuencia de eventos similar, murieron las células sin inocular desde tan lejos como el edificio siguiente cuando se empleó el medicamento Vinblastine para inocular un cultivo.

El descubrimiento de que el espacio tiene memoria y puede almacenar información por varios meses es aún más controvertido que la acción a distancia. Reid descubrió por casualidad que el espacio tiene memoria cuando notó una zona azul de cristales de sulfato de cobre entre los cristales de cloruro de sodio. No se había trabajado en el laboratorio con esa sal por varios meses. Llegó a la conclusión de que el espacio del laboratorio (éter) se había marcado con el sulfato de cobre durante los experimentos que emplean esta sal y la marca resultante fue capaz de influir en experimentos posteriores. Se mostró la presencia de cobre mediante una prueba histoquímica relacionada con la Hematoxilina.

Los vórtices del éter

Para almacenar los registros del cobre en portaobjetos, Reid los cubrió con una capa delgada de poliestireno. Cuando se enfocó el microscopio a través de la capa de poliestireno, se descubrió que patrones de energía en forma de vórtices aparecían grabados en el poliestireno. Más adelante se empleó deliberadamente este fenómeno para capturar los patrones de energía del espacio del laboratorio y así tener un registro permanente. Para este propósito, los portaobjetos se cubrían con una capa delgada que se secaba de poliestireno líquido al mismo tiempo que tenían lugar los experimentos sobre la formación de cristales. El descubrimiento de vórtices en un espacio así abrió una nueva línea de especulaciones respecto a la relación entre la energía y la materia. La acción a distancia dejó de ser un fenómeno aislado y dio lugar a conceptos sobre la formación de la materia y cómo las energías intrínsecas del espacio pueden influir en biología, fisiología, salud y enfermedad. Los vórtices que se notaron por accidente en el recubrimiento de poliestireno empezaron a revelarse como algo íntimamente relacionado con la estructura de la materia y, por lo tanto, de los patrones de formación.

Un parámetro asociado importante para la manifestación de los vórtices fueron fluctuaciones minúsculas en la presión atmosférica. Estos cambios se registraron mediante un microbarómetro aneroide y ocurrieron variaciones de 0.1 a 0.3 mm de mercurio durante la acción a distancia, a diferencia de las fluctuaciones normales de fondo de 0.001 a 0.1 mm de mercurio. Los cambios minúsculos en la presión se asociaron a la aparición de vórtices visibles microscópicos en los portaobjetos cubiertos de poliestireno. Durante los experimentos, aumentó el número de vórtices de uno o dos por portaobjetos, como se encuentra con las lecturas normales de fondo, a diez o veinte por portaobjetos. En otras palabras, cuando algo sucede a la materia, aparecen muchos vórtices.

Se considera que los vórtices son portadores de información debido a sus características estructurales únicas. Reid y sus asociados crearon un vórtice artificial en polietileno con dos electrodos de diferencia de voltaje conocida con el propósito de calibrar los vórtices espaciales naturales. Se midió la distancia entre las espirales sucesivas de voltajes conocidos de un vórtice. Entonces fue posible comparar esas mediciones con la misma distancia en vórtices que ocurren naturalmente, que se encuentran en espacio libre y que se pueden registrar en poliestireno. Se encontraron valores de 1.5 a 3.5 milivoltios por mililitro y se compararon con el potencial de energía de las células vivas.

En este punto, se puede describir brevemente el modelo de la fuerza del éter que Reid había elaborado. Este modelo implica un flujo continuo de energía hacia la materia y fuera de ella. Cambios de presión engendran un frente o "borde" que a su vez causa una acumulación o colimación de vórtices. La estructura misma de la fuerza etérea de Reid es de vórtice. Los vórtices son los elementos del proceso formativo en la naturaleza. En matemáticas, un vórtice continúa hasta el infinito y esto implica una creación y flujo de energía continuos.

Vórtices y diferenciación de la materia

Reid cree que los vórtices son la base de la creación del electrón que en la actualidad es la unidad más básica de la materia que se puede demostrar mediante la ciencia. Concibe que el electrón aparece como resultado de enorme presión del éter mientras pasa por una grieta o "boquilla" proporcionada por la cuadrícula del protón dentro del átomo. Las concentraciones locales de energía pueden ocurrir cuando la energía pasa por una boquilla y se puede demostrar con matemáticas que este rayo concentrado de energía contiene la energía necesaria para crear un electrón. En este caso, hay una manifestación de coherencia en términos de la acumulación de vórtices etéreos y mediante la presión de la "boquilla", tiene lugar una diferenciación en forma de electrones.[3]

Reid considera que el ciclo de creación y mantenimiento del crecimiento sano en un cuerpo implica un equilibrio entre turbulencia y coherencia. Esto es similar en cierta forma a la filosofía que han tenido por largo tiempo los naturópatas. Se visualizan ambos polos como esclerosis (coherencia extrema), como ocurre en el cáncer, e inflamación o fiebre (turbulencia). Está bien documentado que si se puede inducir una fiebre en un paciente de cáncer, el tumor podría desaparecer. Este tema se explora en la literatura médica antroposófica y se practica en clínicas europeas que siguen ese enfoque médico particular.[4]

La teoría de Reid podría explicar este fenómeno clínico en relación con la física y la biofísica. Considera que el crecimiento normal tiene lugar cuando la energía pasa del reino etéreo al mundo de la física y tiene una diferenciación para formar electrones y luego los átomos, moléculas y formas con que estamos familiarizados. El impulso original para esta creación procede de la colimación de vórtices. Si la diferenciación deja de tener lugar en el mundo celular, se puede ver el mismo efecto de colimación de vórtices en el lugar equivocado, por ejemplo, en los cambios de tejidos de la artritis o el cáncer. Alguna forma de turbulencia como calor, sonido o incluso meditación podría acabar con esta coherencia y luego vuelve la rediferenciación o el crecimiento normal. El proceso se podría ilustrar

---

[3] Reid, B. L., "Biological Action at a Distance: A Contribution from Biology to Investigations of the Paranormal", in Zollschan, G. K. (ed.), et. al., Exploring the Paranormal. Prism (Bridport, Dorset, in press).
[4] Husemann, F. and Wolff, O., The Anthroposophical Approach to Medicine. Vol. 1 (New York, 1982) 163-81.

mediante el ejemplo familiar de soldados que marchan cruzando un puente. Para prevenir el colapso del puente, los soldados rompen el paso (turbulencia) para suprimir la coherencia.

Reid visualiza una interacción continua entre el espacio y la materia. El flujo de salida etéreo de la materia se manifiesta como una copia exacta de la forma que ha tomado de la materia, incluyendo todos los detalles estructurales. Por ejemplo, la imagen bacteriana en el poliestireno, una sustancia particularmente inerte, adopta la misma mancha que la bacteria real. El flujo de entrada puede portar instrucciones para el modelo de una estructura de crecimiento, como los cristales en los experimentos de Reid o la punta de un biosistema. Esto recuerda el trabajo de Becker donde el electrodo del cátodo, al estimular una unión neuroepidural, podía transportar la información para la regeneración de un muñón en animales.

Reid considera al espacio como un vehículo para las réplicas de la energía o imágenes exactas de los organismos vivos. Por otro lado, los vórtices parecen portar información para el crecimiento y cambios bioquímicos y podrían ser la energía que respalda a todas las células vivas. ¿El vórtice es el patrón de energía fundamental que los filósofos orientales han dicho que porta los patrones para toda manifestación en el universo físico?, ¿son estos pequeños vórtices en el espacio los portadores de toda la información para el crecimiento y la estructura en los organismos vivos?

La espiral o vórtice en la naturaleza y el arte

Las propiedades logarítmicas y de espiral de los vórtices es la forma espiral que es un patrón básico que se repite en naturaleza, arquitectura y arte. Leonardo Fibonacci fue uno de los matemáticos más grandes de la Edad Media y redescubrió la secuencia de números simples que es la base de las proporciones matemáticas que tienen que ver con una espiral. La secuencia de Fibonacci es 1, 1, 2, 3, 5, 8, 13, 21, 34, 55, y demás hasta el infinito. El lector notará que cada número sucesivo se obtiene de sumar los dos dígitos previos. La proporción de cualquier número con el siguiente más alto es de aproximadamente 0.618 a 1 y al siguiente número más bajo es de 1.618 a 1. A esto se le conoce como la proporción o media de oro y es un factor importante en la espiral logarítmica.[5]

Se ha notado la proporción de oro en pinturas de Leonardo da Vinci, la geometría de Pitágoras, las proporciones de la gran pirámide de Giza, los templos griegos, las conchas de caracol, los girasoles y en la octava de ocho notas de la música occidental. La espiral logarítmica que se forma con esta proporción particular no tiene límites y es una forma constante. De hecho, es la única espiral que nunca cambia de forma. Nunca se llega al centro y la extensión hacia fuera no tiene límite. Los vórtices de espacio descubiertos por Reid tienen la misma composición matemática que la espiral logarítmica que se ha notado en la naturaleza y el arte. ¿Podría ser el vórtice un patrón que es precursor de la materia física en todos sus estados y desarrollo evolutivo?

Reid ha ido un paso más allá hacia la energía que crea el campo electromagnético y que al mismo tiempo porta el patrón de información para la forma de las estructuras en crecimiento. En consecuencia, él considera que el campo electromagnético que se asocia a los seres vivos es resultado de la energía con patrón mientras produce crecimiento o regeneración. Comenta que la materia en sí parece ser inerte y que la energía es el agente que le da forma. Una vez que tiene forma, la estructura puede tener una acción refleja en el campo de energía con el que se crea y con el que después se impregna. Éste es el punto de vista que mantienen la mayoría de los esotéricos que han estudiado la filosofía oriental y que aceptan el concepto de que hay un cuerpo de energía que subyace a toda parte del cuerpo físico y que es el factor determinante en la salud y la enfermedad. Esta energía o cuerpo etéreo se explorará en el capítulo 10.

De especial interés es la propuesta de Reid respecto a un ciclo de creación que implica la siguiente secuencia: cambios de presión (una "arrufadura" o "frente" que termina en colimación o acumulación de los vórtices), luego forzar esta energía por una boquilla para grabar y crear electrones y, en consecuencia, materia. Los cálculos matemáticos mostraron que estos chorros de energía

---

[5] Prechter, R. J. and Frost, A. J. *The Elliot Wave Principle.* New Classic Library (New York, 1978).

podrían crear un electrón o alterar su estructura de nube alrededor del núcleo atómico. Esto podría explicar el cambio observado en los parámetros eléctricos de las soluciones que empleó en sus experimentos y la preparación exitosa de remedios homeopáticos mediante dilución y agitado. El agitado produciría miniondas de presión que a su vez grabarían patrones inducibles de electrones estrictamente de acuerdo al modelo del remedio.

El principio homeostático podría ser sólo la vanguardia de un desfile de fenómenos que beneficien a la medicina clínica y que podrían seguir a una comprensión más clara de las relaciones entre las formas sutiles de energía y la materia.[6] Las principales implicaciones para la medicina y la salud de los descubrimientos de Reid son como sigue. Los sistemas biológicos no están aislados sino conectados por medio del éter a través del espacio (acción a distancia). Esta fuerza del éter tiene un patrón que da forma a toda la materia, animada e inanimada (los vórtices portan información). Si existe una interrupción en el flujo de energía que entra y sale de la materia, se produce un disturbio en el modelo normal y puede ocurrir la enfermedad (coherencia y turbulencia). El cáncer es un ejemplo extremo en que la energía está en un estado de extrema coherencia causada por las fuerzas etéreas que tienen materia física con una forma incorrecta. Como los filósofos orientales nos han enseñado por siglos, el patrón de energía que es el fundamento del cuerpo físico es responsable de la salud o la enfermedad.

Los descubrimientos de Bevan Reid podrían explicar en parte el trabajo clínico de los terapeutas que trabajan en este campo de medicina bioenergética y que emplea una gama de instrumentos electrónicos para controlar los estados de energía en el paciente que corresponde a la salud o la enfermedad.

---

[6] Reid, B. L., "The Great Energy Debate: The Place of Subtle Energy", *Aust. J. Homoeopathy,* (April 1987) 1.

Capítulo **5**

UTILIZAR LA MEDICINA BIOENERGÉTICA

El equilibrio de las energías que se asocian a la salud corporal es intrínseco para la comprensión y práctica de las terapias naturales. Se considera a estas energías como la causa de la salud o la enfermedad y no como subproducto de procesos fisiológicos. Unos cuantos científicos han hecho investigaciones que tienden a validar el concepto que los cambios en los patrones de energía que se asocian con el cuerpo físico son la base de los patrones de enfermedad.

Si las energías son tan importantes en la salud y la enfermedad, ¿la ciencia y la tecnología han elaborado cualquier instrumental para medir las energías en conformidad con la práctica naturopática?

Hasta hace poco, la evaluación de las energías del cuerpo tuvieron lugar por medio de la inferencia del terapeuta, siguiendo las observaciones generales y el examen físico que a menudo incluía el diagnóstico del iris. No había medios específicos para evaluar la energía de entrada, por ejemplo, en términos eléctricos. En una era de tecnología sólo era cuestión de tiempo antes de que se elaboraran tales instrumentos.

En forma apropiada, al igual que los practicantes de medicina y filosofía chinas fueron los primeros en aceptar la base del equilibrio de la energía como algo intrínseco para la salud, también fueron los primeros en medir los parámetros eléctricos del cuerpo en la práctica clínica.

Diagnóstico mediante evaluación bioenergética

En las últimas cinco décadas se ha elaborado una nueva forma de evaluación del paciente, basada en el concepto de que los trastornos de la energía tienen lugar antes y al mismo tiempo que todos los estados de enfermedad. El primer grupo en aceptar y emplear esta tecnología fueron los acupunturistas y elaboraron dispositivos simples para medir la resistencia de la piel en puntos de acupuntura para propósitos de localizar y validar la existencia de estos puntos.

El siguiente paso fue determinar una correlación entre los diferentes meridianos y puntos de acupuntura y la anatomía y fisiología occidentales. Diversos estudios de investigación, en especial los del doctor en medicina y acupunturista alemán Reinhold Voll, han correlacionado los trastornos eléctricos en los puntos de acupuntura con fallas en la fisiología, la patología y con los órganos que se les asocian tradicionalmente y la función de los órganos. Sólo se han vuelto posibles estos estudios con la aparición de la medicina bioenergética de la que Voll fue uno de los primeros pioneros.[1]

Se elaboraron instrumentos para medir la diferencia en la resistencia de la piel entre los puntos de acupuntura que pertenecen a diferentes meridianos. Esto dio una indicación del desequilibrio de la energía entre los órganos asociados con cada meridiano. Un avance posterior fue la introducción de remedios por parte de Voll en el "circuito" entre el paciente y la máquina de manera que el efecto enérgico del remedio en el órgano se evaluaba mediante cambiar lecturas de la resistencia de la piel.

La forma más reciente de evaluación bioenergética en surgir se conoce como pruebas Vega y la creó Helmut Schimmel en 1970, un diplomado alemán en medicina, ortodoncia y naturopatía. Schimmel empleaba el Diagnóstico Biofuncional que creó a partir de la obra de Voll. Este sistema involucraba el uso de docenas de medidas en diferentes puntos de acupuntura y un terapeuta tendría que dedicar un tiempo considerable para evaluar cada paciente. Un enfoque así requería de un conocimiento detallado del sistema de meridianos chino por parte del operador. La complejidad del sistema causó que Schimmel investigara la posibilidad de un enfoque simplificado.

Schimmel razonó que al introducir ampolletas preparadas con homeopatía de tejido del órgano en el circuito podría emplear sólo un punto de acupuntura. En lugar de cambiar los puntos, se cambia-

---

[1] Voll, R., "Twenty Years of Electro Diagnosis in Germany: A Progress Report", *American J. Acupuncture* (1975) 3: 7-17.

ban las ampolletas. Después de unas cuantas dificultades iniciales, Schimmel descubrió que este sistema era infinitamente superior en términos de ahorro de tiempo y de utilidad clínica. Es un sistema muy flexible ya que no hay límite a los tipos de sustancias que se pueden introducir para evaluación o su habilidad para determinar la compatibilidad o reacción alérgica del paciente a una sustancia o remedio particular. Entonces se diseñó un instrumento para dar cabida a la introducción de ampolletas en el circuito para evaluación, propósitos de diagnóstico y selección de remedios. Algunos miles de médicos en Europa en la actualidad emplean este sistema para diagnóstico y selección de tratamientos compatibles.[2]

En este punto, estamos interesados principalmente en los principios y cómo se ajusta esta forma de diagnóstico con las discusiones previas sobre el cambio de energía en salud y enfermedad y con la transmisión de la información respecto a los estados de energía en salud y enfermedad. ¿Cómo funciona esta forma de diagnóstico bioenergético? Desde el punto de vista físico se basa en un puente de Wheatstone, que es un medio simple pero exacto de medir la resistencia de la piel. Los cambios en presión de la sonda o electrodo empleado y la cantidad de sudor en la piel pueden afectar las lecturas. La meta es aplicar parámetros consistentes de manera que se puedan obtener las lecturas comparativas entre meridianos o entre ampolletas.

Factores subjetivos en la prueba Vega

Sin embargo, existe otro factor a considerar. Se ha descubierto que el factor sutil o subjetivo es muy significativo en la prueba Vega. Por ejemplo, los resultados varían dependiendo de si el operador se concentra o no en el órgano o muestra de prueba particular en que está interesado. Por lo tanto, es difícil presentar a la prueba Vega como un análisis totalmente objetivo cuando se usa en su modo más común. Por otro lado, se ha descubierto que dos terapeutas que emplean la técnica en forma correcta tienen resultados consistentes. En consecuencia, la aportación del terapeuta es crítica y los circuitos

---

[2] Kenyon, J., *Modern Techniques of Acupuncture*, vol. 3. Thorsons (London, 1985).

del instrumento parecen ser un mecanismo para que el terapeuta se enfoque. El hecho de que no siempre sea una evaluación objetiva no significa que no es una técnica valiosa. Sin embargo, necesitamos explorar cómo podría funcionar el factor subjetivo entre el terapeuta y el paciente.

Una vez más estamos observando la acción a distancia. ¿Cómo viaja la información de los órganos del paciente por los circuitos simples de un voltio del instrumento al terapeuta?, ¿cómo es que algunos terapeutas experimentados pueden emplear el instrumento de manera adecuada sin ninguna ampolleta conectada y obtener los mismos resultados que cuando se ponen ampolletas en el circuito?, ¿por qué algunos terapeutas no pueden utilizar los instrumentos sin importar lo bien motivados que estén?, ¿estamos viendo un tipo de radiestesia basada en la facultad extrasensoria de la clarividencia, lo que significa tocar o sentir las energías?

Parece que los pensamientos y actitud del terapeuta podrían ser importantes e influir en los resultados. Tal vez la interacción de la energía entre el terapeuta y el paciente transmita la información del paciente al terapeuta, siempre que el terapeuta se sintonice deliberadamente con el paciente. Entonces esta información podría registrarse a través del campo electromagnético del terapeuta en los circuitos eléctricos del instrumento.

Una pista adicional podría proceder de la investigación que se ha llevado a cabo en cristales magnéticos situados cerca de la glándula pineal en lo profundo del cerebro. El primer trabajo que se realizó con estos cristales tuvo lugar en aves y peces y explicó su sentido de dirección y patrones migratorios.[3] Esta investigación no se ha extendido a los humanos e indica de manera concluyente que los humanos también tienen un sentido magnético.

Ya se ha mencionado el efecto de amplificación de ciertas sustancias cuyas moléculas están dispuestas en columnas o cadenas, como hielo, plomo y hule. Los cristales son otro buen ejemplo de este efecto y como existen cristales magnéticos en el cerebro humano, deberían tener un efecto amplificador. Mediante el pensamiento concentrado y enfocar la información del paciente, esta informa-

---

[3] Becker, O. and Marino, A. *Electromagnetism and Life*. State University of New York Press (Albany, 1982) 70-5.

ción podría, entonces, transmitirse a través del campo de energía y del sistema nervioso del operador para influir en los circuitos del equipo de diagnóstico.

Formas objetivas de diagnóstico bioenergético

Se pueden emplear los diversos instrumentos de diagnóstico que hay en el mercado de una manera más objetiva al medir el nivel de la energía que fluye por cualquier meridiano. Ejemplos son el Dermatrón, un instrumento basado en el trabajo de Voll, el Theratest que se relaciona con el Diagnóstico Biofuncional, y la prueba Vega, que también se puede emplear de una forma objetiva.[4] Para esta forma de evaluación, se necesita un conocimiento exacto de los puntos de acupuntura en el meridiano seleccionado.

Los fabricantes de Vega también han producido un instrumento conocido como el ·Electrógrafo para Segmentos y este instrumento proporciona un análisis totalmente objetivo de la función relacionada con los diversos segmentos del cuerpo. Se debe evaluar la diferenciación final de los problemas dentro de estos segmentos empleando técnicas estándar de la prueba de Vega. Investigación adicional en la Universidad Heidelberg, en Alemania, está elaborando una forma muy objetiva de evaluación de la energía basada en fibras ópticas.

Se abordarán los factores más sutiles con la relación entre el terapeuta, la sonda o electrodo y el paciente, y también implica la controversia de si siquiera existen los conductos de la energía, como los meridianos.[5] Una pregunta adicional es, ¿qué nivel de energía en un meridiano específico es la cantidad correcta? Para superar este problema, por lo general se acuerda que el criterio principal para el diagnóstico es encontrar qué meridianos y sus órganos asociados tienen menos o más energía que los otros. Los remedios

---

[4] Kenyon, J., *Op. Cit.*
[5] Tiberiu, R. and Gheorge, G., "Do Meridians of Acupuncture Exist: A Radioactive Tracer Study of the Bladder Meridian". *American J. Acupuncture* (July-Sept. 1981) 9 (3) 251-5; Tiller, W. "What Do Electrodermal Diagnostic Acupuncture Instruments Really Measure?" *American J. Acupuncture* (Jan.-March) 15 (1) 15-23.

empleados serán los que produzcan un equilibrio entre ellos de los meridianos y, en consecuencia, de los órganos y los tejidos. Ésta ha sido con certeza la meta general de todos los terapeutas naturales: dar equilibrio a las energías en todo el sistema.

Debido al costo más bajo y mayor flexibilidad de la prueba Vega, este instrumento se ha vuelto el más popular en el mercado de Europa. La información tan específica y útil que este instrumento imparte es concurrente con un énfasis en el aporte del terapeuta. Algunas personas han empleado los descubrimientos de la física cuántica para ilustrar y validar la relación entre el campo de energía del terapeuta y el paciente. Es posible que este hecho innegable se pueda llevar demasiado lejos si se emplea como excusa para la excesiva variabilidad entre los hallazgos de un terapeuta y otro. Ya se ha mencionado que se ha observado consistencia entre terapeutas, aunque todavía falta que se lleve a cabo investigación aceptable en esta área. Se están realizando pruebas clínicas de esta naturaleza en la Universidad Heidelberg.

Un modelo para la prueba Vega

Debido a la popularidad de la prueba Vega, se ha diseñado un posible modelo para su *modus operandi*, basado en las sugerencias de los párrafos anteriores. Hay un circuito que lleva un voltio y que vincula paciente, ampolletas de prueba y terapeuta. El electrodo que sujeta el terapeuta mide la resistencia de la piel en un punto en particular, y por lo general se elige un punto de acupuntura en el extremo de un dedo del pie o de la mano. El terapeuta hace una valoración para calibrar si es un punto apropiado. Esto significa que se debe demostrar que la energía que se manifiesta a través de este punto responde a las ampolletas de prueba que se ponen en el circuito. Por lo general, se pone en el circuito una ampolleta de prueba que contenga alguna sustancia desfavorable para la vida y la respuesta típica del indicador del instrumento se conoce como caída del indicador. Una vez que esto se ha logrado, el operador sabe que este punto puede responder a un desafío de cualquier muestra de órganos, medicamentos, alérgenos o remedios que se pongan en el circuito.

En este punto del procedimiento, una observación interesante enfatiza la aportación subjetiva del operador. Siempre y cuando la superficie de la piel se mantenga bastante constante en cuanto a la humedad y que la presión de la sonda en la piel se mantenga constante, se deberían esperar resultados uniformes con el procedimiento. No es así. En primer lugar, a algunos terapeutas les toma meses dominar la técnica a pesar de que aprenden a mantener una presión constante con bastante facilidad. En segundo lugar, he observado que cuando la ampolleta de práctica se deja sin querer en el circuito, no ocurre una "caída del indicador", incluso si la ampolleta de práctica es una sustancia venenosa.

Parece que debe haber cierta concentración del terapeuta en la sustancia, órgano o remedio en el circuito antes de que los circuitos puedan responder con una lectura. Tal vez el operador establece un enlace con su conciencia entre la sustancia, la ampolleta de prueba y el circuito eléctrico real. De esta forma, se puede comprender el circuito como una onda portadora para la sustancia de prueba y su efecto en el paciente gracias al proceso de pensamiento del operador. Antes de que el lector deseche este modelo como demasiado nebuloso para considerarlo, debemos recordarle que a pesar de estas observaciones, se ha tenido consistencia en el diagnóstico entre operadores. En consecuencia, el factor subjetivo o la facultad intuitiva que parecen participar no significan que el proceso no sea valioso para el diagnóstico.

Los factores involucrados son el circuito entre paciente, muestra de prueba y terapeuta, además del proceso de pensamiento de conexión del terapeuta. Los terapeutas experimentados han descubierto que una vez que han empleado un conjunto de ampolletas de prueba por un tiempo, pueden obtener los mismos resultados de diagnóstico sin ponerlas en realidad en el circuito, sino con sólo concentrarse en la sustancia que se debe probar en relación con el paciente. En otras palabras, el terapeuta es capaz de usar su campo de energía para vincularse con el campo de energía del paciente y expresar los hallazgos mediante el dispositivo de medición del instrumento. Es muy probable que los cristales magnéticos del cerebro del terapeuta actúen como amplificadores para la información recibida que entonces se transmite al instrumento mediante el campo de energía y el sistema nervioso del terapeuta.

Radiónica y prueba Vega

El proceso completo se ha discutido exhaustivamente en la literatura radiónica y se remite al lector a la gran cantidad de literatura experimental y clínica sobre este tema.[6] La principal diferencia entre la práctica de la radiónica y la prueba Vega está en el mayor uso de muestras de prueba en la segunda, mientras que en la radiónica se asignan "valores" a órganos y remedios que se muestran mediante un número para la vibración de todo lo que se pone a prueba. En consecuencia, la radiónica tiene un factor más abstracto o subjetivo.

La radiónica se basa en la premisa de que la energía sigue al pensamiento y el operador se sintoniza con las fluctuaciones de energía del paciente en la salud y la enfermedad. A todas las enfermedades se les ha asignado un valor y la muestra de pelo o sangre del paciente se compara con diversos valores que se han sintonizado en el instrumento. El operador hace preguntas sobre la muestra y registra las respuestas mediante un péndulo o instrumento que registra los cambios en el campo de energía del terapeuta que hace la pregunta.

La prueba Vega es una forma más directa y sofisticada para obtener información del paciente. La pregunta está implícita en lugar de que se haga directamente y esto puede ser preferible ya que se basa menos en la psique del operador. El uso de verdaderas muestras de prueba y la presencia física del cliente causa que sean menos probables los errores. En la actualidad, miles de practicantes certificados en todo el mundo emplean la prueba Vega y cada año se presentan avances significativos en el protocolo de prueba.

Esto nos lleva a algunas consideraciones importantes. Existe un peligro muy real para el futuro de las terapias naturales ya que personas sin entrenamiento compran instrumentos, creen que no necesitan ningún conocimiento académico de patología o de remedios ya que el instrumento es capaz de producir una información infalible. A diferencia de la profesión médica ortodoxa, cualquier persona sin estudios tiene acceso a los productos de los fabricantes

---

[6] Russell, E. W., *Report on Radionics.* Neville Spearman (London 1973).

de estos instrumentos. Con regularidad asisten personas sin estudios a seminarios cortos impartidos por representantes de algunos fabricantes, las cuales entonces tienen acceso fácil a estas máquinas. Esta situación se refleja adversamente en los terapeutas con buen entrenamiento, que por su conocimiento de anatomía, fisiología, patología y métodos de tratamiento, tienen un punto de referencia para cualquier diagnóstico y selección de remedio que haga un instrumento. En este escenario, se reducen al mínimo los peligros del factor subjetivo y un método como la prueba Vega se convierte en una valiosa adición a las otras destrezas del terapeuta. En el próximo capítulo se presentarán algunos historiales médicos para ilustrar la dimensión extra que estas pruebas pueden dar además de lo que es el historial médico, la observación, la palpación y las valoraciones más usuales.

Capítulo **6**

APLICACIONES PRÁCTICAS DE MEDICINA BIOENERGÉTICA

Existe un gran énfasis en todo tipo de practicantes para evaluar la energía. ¿Qué condiciones pueden vigilar los instrumentos bioenergéticos? ¿Este tipo de avaluación puede ayudar con la identificación de alergias y algunas enfermedades extrañas nuevas que son resultado de la contaminación química y electromagnética y de la tensión geopática?

Ejemplos de pruebas Vega

Identificar alergias se convirtió en una obsesión de la década de 1980. Es verdad que debido a los muchos miles de sustancias químicas a las que estamos expuestos, han aumentado mucho las alergias y los problemas de sensibilidad. El deficiente estilo de vida de muchas personas también las vuelve más vulnerables a sustancias externas como resultado de la disminución de la inmunidad. Este tema se examinará en su totalidad en el próximo capítulo. El punto de vista naturopático siempre ha sido que al aumentar la inmunidad mediante una función saludable de los órganos, las alergias tienden a desaparecer.

Sin embargo, tanto pacientes como médicos podrían necesitar discriminar entre cientos de posibles alérgenos, así que los instrumentos pueden ahorrar enormes cantidades de tiempo. Cuando se emplean de manera correcta, pueden ser muy exactos en el diagnóstico de alergias y alérgenos. Esta forma de diagnóstico y valoración elimina la necesidad de pruebas de parche o de sangre que llevan demasiado tiempo o el proceso más incómodo de ayunar por días antes de un "desafío" con la sustancia de que se sospecha. En el espacio de una hora, empleando la prueba Vega, se pueden verificar varios cientos de alérgenos en el paciente al poner la sustancia de prueba en el circuito y notando la reacción mediante el indicador.[1]

Una vez más, la integridad del terapeuta es fundamental ya que se pueden obtener resultados falsos. Me han consultado pacientes que traían enormes listas de supuestos alérgenos y cuya dieta se había reducido a unos cuantos productos de manera que su vida estaba totalmente desprovista de los placeres culinarios. ¿Por qué el sentido común es tan poco común? Por otro lado, es verdad que unas cuantas personas están tan debilitadas en su capacidad digestiva e inmunidad que todos los alimentos, excepto unos cuantos, los reduce a una ruina alérgica. Esta condición se abordará en el capítulo 8.

Vigilancia del progreso con evaluación bioenergética

Aparte de la valoración de alergias, los instrumentos bioenergéticos pueden vigilar el progreso del paciente a la salud y ayudan al terapeuta a verificar qué remedios son apropiados durante las diversas etapas de recuperación, su frecuencia y el tamaño de la dosis. Lo que es más importante, se puede establecer la concatenación de causas. Se determina el órgano particular que es el más débil y que por lo general constituye el origen de la enfermedad. Puede haber otros problemas de órganos o tejidos que surgen del órgano más estresado.

Por lo tanto, podríamos observar que un hígado perezoso causa un sistema linfático congestionado que por último produce un foco de infección en dientes, senos nasales o apéndice. En un caso así, podría ser inútil tratar los dientes o senos nasales sin llegar a la causa, que en este caso reside en el hígado.

---

[1] Kenyon, J., *21st Century Medicine*. Thorsons (London, 1986).

"Edad biológica" o "índice"

Uno de los conceptos más desafiantes en que fue pionero Schimmel, el fundador de la prueba Vega, es el de "edad biológica" o "índice". Diversas diluciones homeopáticas de tejido de mesénquima se comparan con el paciente mediante colocar ampolletas de prueba en el circuito. El tejido es una serie graduada que corresponde a la salud de una persona muy joven y se extiende a una "edad biológica" que corresponde hasta las últimas etapas de enfermedad crónica, como tumores malignos. Por lo tanto, en un momento el terapeuta es capaz de encontrar la condición crónica del modelo de enfermedad y cotejarla con remedios apropiados para el paciente. Durante las citas posteriores, siempre que se hayan escogido los remedios correctos y haya mejorado el estilo de vida del paciente, se descubrirá que la "edad biológica" o "índice" disminuye hasta ser normal. Es interesante observar cómo este índice fluctuará en momentos de tensión y de enfermedad aguda.[2]

Historiales médicos

June

June, de cuarenta y siete años de edad, es un ejemplo apropiado de la ayuda que la evaluación Vega puede proporcionar en una crisis que en su caso parecía en verdad muy seria. June había buscado tratamiento sin regularidad durante varios años. Su historia original incluía una tendencia a síndrome de intestino irritable con posible colitis y bochornos que surgieron después de una histerectomía total por desequilibrio hormonal. Cuando afectó el intestino tenía diarrea y dolor abdominal. Durante los primeros meses de tratamiento tenía muchas preocupaciones familiares. Se trató con éxito el intestino con remedios naturales y pasó un año antes de que se atendiera a June, esta vez por un problema del cuero cabelludo relacionado con el problema de la piel llamado soriasis. Tenía algunos problemas con adherencias de una operación abdominal previa y se había operado una vez más para un quiste benigno grande. Estos problemas

---

[2] Fehrenbach, J., *et al. Short Manual of the Vegatest Method.* Vega (Schiltach, W. Germany, 1986).

también se resolvieron y un año después volvió June para que la ayudaran a curar su pie que había tenido un accidente muy fuerte con una puerta de vidrio.

Durante el año anterior a esta nueva crisis (que fue antes de que yo empleara el análisis Vega), June había continuado con hierbas de limpieza linfática y de hígado, Vitamina C y Vitamina E, un compuesto de zinc para la tendencia a las adherencias y gotas homeopáticas específicas para la soriasis del cuero cabelludo. Luego no visitó la clínica por dos meses y medio, tiempo en que tuvo mucha tensión emocional. Se le presentó dolor abdominal grave en varias ocasiones con algo de sangrado en el recto, síntomas que por lo general causan que todos piensen en un bloqueo intestinal. La duda era si tenía problemas con las adherencias y los espasmos y bloqueos que se les asocian si podía haber un tumor maligno. Su doctor decidió que si había más ataques de dolor y sangrado, se tendría que realizar una cirugía exploratoria.

El iris de June es interesante ya que tenía una indicación de espasmos, como se veía en los múltiples anillos de calambres que rodean la estructura bastante fina de su iris castaño y también las bolsas tóxicas del intestino que aparecen como líneas radiales que se alejan del borde de la pupila en todo el tracto gastrointestinal. Yo había empleado la prueba Vega por alrededor de tres meses para el momento de su siguiente cita y me preocupé al encontrar que su "edad biológica" o "índice" (ver página 87) estaba en el área de posibilidad de tumores malignos y que el intestino aparecía como el órgano más afectado.

Se le dio orotato de magnesio para el espasmo intestinal y tres complejos de gotas homeopáticas: para la mucosa del intestino, para el drenaje linfático y para el hígado. Continuó tomando Vitaminas C y E. Como vivía a bastante distancia de la clínica, se le dio el tratamiento de dos meses y se le dijo que informara de inmediato si tenía cualquier problema más de dolor y sangrado. También se involucró al médico con citas regulares.

En su siguiente cita de dos meses, June informó haberse liberado por completo de los síntomas anteriores y el "índice biológico" del intestino se había reducido a la zona clínica a diferencia de la zona patológica de dos meses antes. El tejido de cicatrización aún aparecía como un problema y también la vesícula biliar. Se repitió el tratamiento con la adición de fosfato de magnesio homeopático en la potencia 200 para cualquier espasmo restante del tejido de cicatrización. Dos meses después, tenía una salud excelente en que todos los órganos tenían una lectura normal de acuerdo a la evaluación Vega y una "edad biológica" dentro de límites normales. Continuó con el tratamiento unos meses antes de reducir a una dosis diaria, justo lo suficiente para mantener resuelto el problema de soriasis en su cuero cabelludo. La "edad biológica" se mantuvo estabilizada en la zona saludable.

Win

Win, de sesenta y seis años de edad, es un ejemplo apropiado de la ventaja de vigilar una enfermedad grave mediante el análisis Vega. Había tenido un problema grave de riñón que fue lo bastante severo en relación con la falla hepática para requerir tratamiento de diálisis del riñón. En una etapa, se llevó a cabo tratamiento varias veces por semana durante un periodo de varios meses. Cuando conocí a Win por primera vez, se había sometido a cuatro meses de tratamiento naturopático y estaba irrigando sus riñones con una bolsa adherida al abdomen, empleando una solución estéril cuatro veces al día. Había tenido problemas con infecciones continuas causadas por emplear este método de irrigación.

Según el análisis Vega, el riñón tenía una "edad biológica" de catorce años en su primera cita conmigo, lo cual está bastante adentro de la zona de patología. El especialista había dicho que tendría que volver a la diálisis de hospital. El iris de Win indicaba una buena constitución hereditaria y su síndrome nefrítico parecía resultado de excesos en analgésico. El factor secundario que apareció en el análisis Vega era un sistema linfático congestionado y, como está tan relacionado con la inmunidad, este factor era la causa de las infecciones recurrentes.

Se continuaron los minerales básicos de fosfato de calcio y sulfato de potasio, al igual que cápsulas de ajo y Vitamina C para limpieza y para fortalecer la inmunidad. Se prepararon gotas homeopáticas especiales para eliminar las toxinas específicas que se asocian a la nefritis y, con suerte, invertir el proceso destructivo. También se recetaron otras gotas homeopáticas por su acción de tonificación del riñón. En su segunda cita, la "edad biológica" del riñón había salido de la zona patológica. El especialista afirmó a Win que la diálisis no era necesaria en el momento. Se continuó con el mismo tratamiento con la adición de una mezcla herbal grande de Hojas de Violeta, Trébol Rojo, Lampazo, Equinácea y Diente de León para controlar las infecciones recurrentes que de nuevo se volvieron un problema.

En la tercera cita, la "edad biológica" del riñón se redujo a la zona normal y no ocurrieron infecciones durante el mes. Win ahora está reduciendo el número de veces que irriga los riñones y se siente con muy buena salud, la cual se ha estabilizado por varios meses. En un caso así, donde está involucrado un proceso patológico, la vigilancia de la "edad biológica" es muy valiosa para valorar el tratamiento.

Energías de la Tierra y tensión geopática

Otra área muy significativa en que Schimmel fue pionero en cuanto al diagnóstico es la tensión geopática. Me enteré por primera vez de las energías de la tierra desde el punto de vista de sus efectos positivos y negativos gracias a otra pionera de las energías de la vida: Frances Nixon. Nixon descubrió que existe un vínculo de conexión en dos direcciones entre el campo de energía de un individuo y el campo de energía de la tierra. Se descubrió que esta conexión se establecía durante el periodo de dos meses antes del nacimiento y Nixon lo llamó Vivaxis (eje de la vida). Creó técnicas que permitían a una persona mejorar la salud y las energías mediante alinearlas con la dirección exacta del Vivaxis. No es relevante la distancia de la ubicación al lugar actual de residencia. Nixon descubrió que los trastornos de salud y todas las etapas de enfermedad corresponden a un nivel de interferencia con el conducto de Vivaxis.[3]

Se descubrió que muchos factores bloquean el flujo de energía y entre ellos están la interferencia electromagnética de líneas eléctricas y máquinas eléctricas, rayos X, escanógrafos, radiación de fuentes naturales como rocas, tratamientos eléctricos de diversos

---

[3] Nixon, F., *Search for Vivaxis*, parts 1 & 2. Magnetic Publishers (Chemainus, Canada, 1982).

tipos, por ejemplo, diatermina, medicamentos, insecticidas y muchas sustancias químicas que se encuentran en el medio ambiente. Científicos médicos como Becker han notado cambios muy pequeños en campos magnéticos que pueden tener influencia directa en el crecimiento y el desarrollo. Es muy probable que en el futuro cercano, cualquier tipo de tecnología eléctrica se revise con cuidado para valorar el efecto de radiación en los tejidos vivos.

Investigación adicional de Nixon terminó en el descubrimiento de capas de energía cada 3 a 3.6 metros en una dirección vertical. Estas capas parecen portar armónicos de todas las energías necesarias para la vida, y también incluir frecuencias destructivas hechas por el hombre, como insecticidas y otras formas de radiación. Nixon elaboró más técnicas para entrenar a los individuos a sintonizarse con las frecuencias positivas de los elementos que dan la vida, como oxígeno, magnesio, calcio y selenio. Otras técnicas ayudan a la eliminación de las frecuencias relacionadas con los metales pesados, como cadmio, plomo y mercurio. Las técnicas incluyen tratar el alimento para eliminar el efecto de residuos de pesticidas y la eliminación de la estática de ropa y muebles.

Nixon estaba muy interesada en el trabajo de varios científicos médicos como Becker, ya que descubrió que el medio de concentrar e identificar los diversos elementos positivos y dañinos estaba relacionado con cristales magnéticos cerca de la glándula pineal. Mediante este mecanismo para concentrarse, se entrenaba a los individuos para identificar los flujos de energía bajo el suelo que tengan un efecto dañino para la salud y también para vigilar la amplitud de los campos electromagnéticos de las líneas eléctricas y de diversas instalaciones eléctricas, por ejemplo, de una antena de microondas.

Bastantes físicos se interesaron en el trabajo de Nixon y estudiaron con ella en su casa de Thetis Island, Vancouver. Nixon entrenó a muchos miles de personas, incluyendo un equipo de instructores. Las técnicas son únicas en que no requieren ayudas tecnológicas ni la ayuda de un terapeuta. Un individuo aprende a vigilar su propia salud, energías negativas y positivas en el medio ambiente y a usar las benéficas energías de la tierra para restaurar el equilibrio y la salud. Aunque la obra de Nixon es única para identificar la tensión geopática con nuestras propias facultades, el área se ha explorado en las últimas décadas en diversas disciplinas.

Tensión geopática es el término empleado para el efecto dañino de diversas energías o influencias geológicas adversas. En la antigüedad, toda esta área se restringía al interés de quienes emplean varitas mágicas y de unos cuantos arquitectos iluminados. En partes de Europa, en particular en Alemania, la tensión geopática ahora tiene cierta respetabilidad, en especial en relación con un grupo creciente de ingenieros y arquitectos. Diversos estudios han correlacionado la aparición de cáncer con personas situadas en un lugar particular en una casa.[4] Estos lugares tienen que ver en especial con corrientes subterráneas de agua y su interacción con las redes de energía conocidas como redes de Curry y Hartman, llamadas así en honor a quienes las descubrieron. Si una cama resulta estar ubicada sobre una intersección de varias influencias negativas, entonces aumenta mucho la posibilidad de que aparezca cáncer. Parece que el campo electromagnético se altera con daño en estas posiciones. El efecto podría volverse más letal dependiendo de los circuitos eléctricos de la casa y podría involucrar la proximidad de líneas eléctricas de alta tensión.

Las redes de Curry y Hartman son dos redes basadas en líneas de intersección que sólo están separadas por un metro más o menos. En consecuencia, sería imposible evitar poner todos los muebles de una casa fuera de su esfera de influencia. La consideración importante es evitar las intersecciones de las redes y su interacción con otros factores. Por lo tanto, puede haber un área de sólo medio metro de circunferencia que es muy dañina para la salud y que se puede evitar con facilidad si se pueden localizar los puntos críticos. Ahora se han elaborado varios instrumentos que ayudan a encontrar estas posiciones críticas en una casa, pero todos requieren cierta habilidad con las varitas mágicas. (La habilidad de las varitas mágicas es la habilidad para desarrollar cierto grado de clarisensación y también se le llama sentido de radiestesia. Alrededor de 90 por ciento de las personas pueden desarrollar alguna habilidad en este sentido con la práctica.[5])

---

[4] Pope, I., "Austrian Research Highlights Earth Radiation as Cause of Cancer", *J. Alternative Medicine* (April 1986) 4 (4) 5-6.
[5] Moore, A., "Are You Under Geopathic Stress?", *Wellbeing* 15:94-8.

Podría parecer un asunto costoso y que emplea demasiado tiempo para hacer estas evaluaciones de tensión geopática en una propiedad o individuo. Sin embargo, Schimmel ha desglosado sustancias que se pueden emplear en un equipo de pruebas junto con el instrumento Vega. Hay una prueba para tensión electromagnética, para radiación, una para la Red de Hartman y otra para la Red de Curry, otras para petróleo y corrientes subterráneas, etc. El terapeuta todavía necesita sensibilidad para poner a prueba a los individuos en estas condiciones, pero es mucho más fácil para un terapeuta poder llevar a cabo estas evaluaciones en el consultorio empleando la prueba Vega. También se han diseñado técnicas para localizar la parte específica del cuerpo que afecta de manera que se pueda señalar la sección relevante de la cama y reubicar la cama sin que el terapeuta tenga que ir a visitar la casa.

Historial médico

Un caso típico en mi práctica tuvo que ver con Andrew, de dieciséis años de edad. Su cansancio continuo empezaba a dañar los estudios en la escuela. Un síntoma común de tensión geopática se manifestó en este caso que se relacionó con gran agotamiento al caminar y alivio cuando se duerme lejos de casa. Un tratamiento de los minerales, hierbas y flores de Bach usuales para el agotamiento nervioso no tuvo efecto en Andrew. Después de dos meses de tratamiento, le hice una prueba de diagnóstico Vega para tensión geopática. Tuvo una lectura positiva para la red de Hartman de manera que se le aconsejó mover la cama alrededor de 1 metro. Después de las protestas iniciales de su madre, quien estaba preocupada por el pequeño tamaño de la alcoba, se hizo este reacomodo.

En la siguiente cita noté un cambio completo en la cara de Andrew... su color había mejorado y tenía más señales de "vitalidad" en sus rasgos. Estas observaciones se enfatizaron con su informe de mejoría en la energía y que el sueño era más reparador. Su "edad biológica" que antes había estado fija en un nivel demasiado alto para un joven de dieciséis años se redujo a un nivel normal. Se vigiló su condición por varios meses y no hubo recaídas.

Se debe mencionar que los terapeutas han descubierto que la desintoxicación del paciente de acuerdo a la naturopatía estándar con hierbas y sustancias homeopáticas no puede suceder mientras el paciente esté sujeto a la tensión geopática. Lo que es más, el paciente a menudo empeora mucho con el tratamiento homeopático cuando no se resuelve este problema. Se ha descubierto que muchos pacientes resistentes a la terapia se encuentran en esta categoría. El petróleo y las corrientes de agua subterráneos, y las redes de Curry y Hartman son fenómenos que ocurren naturalmente, pero en muchas culturas encontramos evidencia de que son conscientes de la necesidad de ubicar las casas lejos de ciertas áreas. Con la adición de todas las fuentes eléctricas hechas por el hombre de interferencia, la tensión geopática se está volviendo una preocupación de cierto significado para los terapeutas que comprenden el fenómeno.

Por lo tanto, se podría decir que la tecnología de pruebas bioenergéticas ha llegado en la actualidad para ayudar al terapeuta natural. La evaluación de criterios importantes como el nivel y equilibrio de la energía en el cuerpo, las causas fundamentales de los modelos de enfermedad, la identificación de alérgenos, la selección de remedios que corresponda al patrón de energía del paciente y la vigilancia del progreso de vuelta a la salud se podrían determinar con facilidad y en forma relativamente barata. Se están quitando gran parte de las conjeturas del diagnóstico y de las prescripciones, aunque se reconoce un factor subjetivo. Se está llevando a cabo investigación adicional para indicar que se pueden obtener resultados consistentes entre terapeutas y también para elaborar nuevos instrumentos que dependan menos de cualquier factor subjetivo o variable.

Capítulo 7

TOXEMIA: LA PLAGA DE LA ACTUALIDAD

¿A qué se refieren los naturópatas cuando hablan de un cuerpo lleno de toxinas?, ¿de dónde vienen estas toxinas y cómo nos deshacemos de ellas?, ¿las alergias están relacionadas con las toxinas?, ¿qué parte juega la herencia en la toxemia?, ¿cómo se relaciona la acumulación de toxinas con la reducción de la vitalidad?, ¿por qué sanar implica una crisis de la curación?, ¿cómo sabemos si tenemos una crisis de curación o de enfermedad?

Toxemia y medicina naturopática del siglo diecinueve

Los conceptos gemelos de fortalecer la vitalidad o la energía y resolver y eliminar las toxinas son básicos para toda la medicina natural. Estas ideas fueron promovidas por los primeros naturópatas en Alemania hace doscientos años. En la actualidad encontramos un medio ambiente totalmente diferente al de la Europa del siglo XIX. En esos días, las toxinas que se acumulaban en el cuerpo no eran resultado del alimento chatarra, de la contaminación química ambiental o de las drogas modernas. La dieta deficiente era resultado de una sobrecarga de carne en el caso de los ricos o de frutas y verduras frescas insuficientes en el caso de los pobres. Se desconocía la harina, los granos y el azúcar refinados, el agua no estaba contaminada con sustancias químicas de las aguas residuales y el aire no contenía los tipos de contaminación química que experimentamos ahora.[1]

---

[1] Mount, J. L., *The Food and Health of Western Man.* Precision Press (Buckshire, UK, 1978) 1-21.

Es verdad que ciertas clases de trabajadores, como los mineros de carbón o los que limpiaban chimeneas, sufrían problemas por toxinas del medio ambiente. Clases completas de personas debieron ser demasiado pobres para comprar frutas y verduras frescas y con seguridad estos productos no debieron estar disponibles todo el año como en la actualidad. Había contaminación del aire en ciertas áreas porque se quemaba carbón, pero difícilmente se podría comparar con la citación en gran cantidad de ciudades importantes de la actualidad. La siguiente lista incluye sólo algunos de los problemas tóxicos siempre crecientes que los gobiernos abordan tardíamente.

Contaminantes en el siglo veintiuno

- **Aditivos de los alimentos** como colorantes, saborizantes, preservadores, blanqueadores, emulsificantes y estabilizadores.
- **Contaminación del aire** de fluorocarbones, ácido nítrico, ácido sulfúrico y plomo en la atmósfera.
- **Contaminación del agua** de nitratos, cloro, ácido fluorhídrico, cal e insecticidas.
- **Contaminación de la tierra** de metales pesados empleados en industria y agronomía, como mercurio, y de superfosfatos e insecticidas.
- **Contaminación electromagnética** de cables de alta tensión por encima y de muchos avances tecnológicos empleados en la industria y el hogar.

También debemos contrastar la situación de siglos pasados con la de nuestra era en términos de enfermedad infecciosa. Antes de la era de los antibióticos, las infecciones eran una causa importante de los altos niveles de mortalidad infantil y también eran causa de muerte prematura en las personas de edad avanzada. En consecuencia, el papel de la infección y la inflamación como respuesta a la toxemia representa otro tema importante en esta discusión. El terapeuta natural comprende la fiebre y la inflamación en una forma totalmente diferente a la de la medicina ortodoxa. Una de las respuestas típicas de los individuos al incremento de la sobrecarga tóxica de nuestro siglo es manifestar una amplia gama de trastornos inflamatorios que en la actualidad reciben el nombre de alergias.

Alergias: la tendencia moderna

Un resultado de muchas sustancias químicas a que sometemos nuestros cuerpos es la aparición de un eslogan moderno: una alergia. Se ha descubierto que las alergias adoptan muchas formas. Básicamente, los síntomas desagradables asociados a las alergias son la reacción del cuerpo a una sustancia que reconoce como extraña pero a la que no es capaz de resolver o eliminar. El reconocimiento de la alergia por parte del sistema inmune produce reacciones entre las que están goteo de ojos y nariz, diarrea, dolor abdominal, estreñimiento, dolor de cabeza, fiebre del heno, asma, insomnio, irritabilidad, dermatitis y agotamiento.[2] ¡Cómo podríamos evitar el agotamiento ante tanta incomodidad! Muchos de los síntomas enumerados son resultado de la inflamación que sigue a la liberación de histamina de las células cebadas en la sangre. La histamina causa inflamación de la piel y las membranas mucosas. La respuesta médica usual es dar un antihistamínico o cortisona en diversas formas. Ambos medicamentos suprimen la inflamación pero no tratan la causa de la alergia. La histamina se discutirá más adelante en relación a su papel particular en la respuesta inflamatoria y su efecto negativo cuando se suprime la inflamación con medicamentos.

Alergias y dieta

El terapeuta natural está dedicado a tratar a la persona completa. Puede haber más respecto a las alergias que eliminar las sustancias que las causan. Se señaló en el capítulo anterior que se puede mostrar que algunas personas tienen tantas alergias a los alimentos que su vida social se convierte en una pesadilla o deja de existir. Es cierto que deberíamos esforzarnos en tener alimentos y agua en un estado tan natural como sea posible. La dieta básica por la que se

---

[2] Buist, R., *Food Intolerance*. Harper and Row (Sydney, 1984).

aboga en mi clínica enfatiza una dieta que se concentra en su mayor parte en cereales integrales, semillas y nueces frescas (en especial, almendras), ensaladas y verduras al vapor, una cantidad moderada de queso blando si las alergias a los productos lácteos no son demasiado prominentes, una selección de frutas maduras y sólo pequeñas porciones de carne de res, de pescado o de pollo, si se tienen que ingerir. La hoja de la dieta incluye una lista de alimentos a excluir ya que hasta hace poco la gente no comprendía lo que había en los alimentos chatarra. Se sugiere una dieta de muestra.

Esta hoja se ha empleado en muchas clínicas y grupos y necesitó poca ampliación durante la década de 1970 y al principio de la de 1980. Entonces, de repente, más y más pacientes tenían problemas incluso con los alimentos más simples. La levadura fue un ejemplo típico y se tuvo que eliminar de la hoja de dieta como aditivo saludable que todos debían añadir a su jugo de naranja. Monilia o aftas (*Candida albicans*) alcanzó proporciones casi de plaga y así, todo alimento con levadura se tuvo que eliminar de la dieta. Las frutas deshidratadas también salieron de la lista de alimentos apropiados... la gente con aftas empeoraba al instante por la inclusión de cantidades concentradas de azúcar, incluso de azúcares naturales. La hipoglucemia fue otra plaga acompañante que saturó las salas de espera de los terapeutas naturales y los médicos con inclinación a la nutrición.

Historiales médicos

Damien

Damien, de diecisiete años de edad, fue el caso más grave de migraña que alguna vez haya tratado. Vino a la clínica después de tres años de migrañas hemipléjicas. Los ataques empezaban con hormigueo en las manos, dolor de cabeza y vómito que era tan severo que se rompían vasos sanguíneos en el estómago. Durante los ataques se paralizaba por completo en un lado. Había sufrido no menos de seis de estos ataques a cortos intervalos, antes de su primera cita. La duración de los ataques era de 12 a 15 horas. El iris reveló una buena constitución básica y tenía un fuerte anillo nervioso agudo en el iris. La "edad biológica" estaba elevada, el hígado aparecía como el órgano más estresado, seguido por el sistema linfático. Había alergias a los productos lácteos y a la crema de cacahuate. La dieta no era particularmente apropiada: ningún desayuno, verduras y carne en su lugar de trabajo al medio día, y, a menudo, comida chatarra en la noche.

Su primer mes de tratamiento incluía gotas homeopáticas para hígado y linfa, además de una tableta de extracto herbal para el hígado. Se hizo un antídoto homeopático para las alergias al alimento y otras sustancias tóxicas que afectan el sistema linfático. Se suministraron los minerales magnesio, potasio y fosfato de calcio para el sistema nervioso central además de complejo de Vitamina B y Vitamina C para la desintoxicación general.

La mejoría superó todas las expectativas. Damien no tuvo ningún dolor de cabeza durante los seis meses de tratamiento. Durante este tiempo mejoró su dieta y luego el tratamiento se detuvo sin recaída. Como había devuelto el equilibrio a sus órganos y había mejorado la función fisiológica, pudo ingerir pequeñas cantidades de productos lácteos sin crear problemas.

Helen

Helen, de treinta y seis años de edad, asistió con dolor e incomodidad en el estómago después de comer pan, galletas, panqué y grasas. Es un caso apropiado para dar un ejemplo ya que el iris ilustraba una acumulación de desperdicios en el cuerpo que se movía hacia fuera desde el tracto gastrointestinal. Luego esto había sobrecargado el sistema linfático que aparecía en el iris en el modelo típico de nubes blancas y cafés. (Ver la sección sobre el diagnóstico del iris más adelante en este capítulo.) Otro descubrimiento interesante en el iris de Helen fue la presencia de marcadores hereditarios llamados puntos psóricos. Parecen pecas cafés a través del iris e indican una tendencia hereditaria a la reacción alérgica e inflamatoria. A pesar de su dieta bastante saludable, entonces se estableció el escenario para problemas y se requirió muy poco estrés del medio ambiente para que se iniciaran estos problemas.

Helen llegó a la clínica sintiéndose cansada y aletargada, y también informó una historia de herpes genital cuando estaba bajo tensión. Tenía buena actitud hacia la vida y era extrovertida y alegre. El análisis Vega indicaba que tenía alergias a levadura, trigo y avena. Indicó que el estómago era el órgano más estresado y como Helen tenía sobrepeso era de interés que la tiroides apareciera como perezosa. Se explicó que aunque sería necesario evitar los alimentos que producían alergia por el momento, más adelante, cuando se hubiera logrado cierto nivel de desintoxicación y los órganos digestivos recuperaran el tono, era probable que estos alimentos no fueran ya un problema. Este enfoque es tal vez la mayor diferencia en el manejo de las alergias por parte de los terapeutas naturales y el de la profesión ortodoxa que por lo general restringe las sustancias susceptibles para siempre.

El tratamiento para Helen durante el primer mes incluyó una mezcla digestiva herbal que contenía Malvavisco, Melisa, Angélica, Diente de León, Lampazo y Centaura Menor, fosfato de sodio preparado homeopáticamente después de las comidas, kelp y gotas homeopáticas para la tiroides y otras dos preparaciones homeopáticas como antídoto de las toxinas en el sistema y tonificar los órganos digestivos. Todos los remedios fortalecen la eliminación de desechos. No se dio nada directamente para la energía, pero en su siguiente cita Helen informó sentirse maravillosa con mucha energía. Esto enfatiza el efecto desvitalizador y agotador de un sistema lleno de toxinas. La prescripción se repitió un segundo mes con la adición de Natrum Muriaticum homeopático en potencia 200 para la tendencia al herpes.

Helen continuó mejorando y pronto pudo reducir el tratamiento, aunque dejó el trigo y la levadura por el momento. Como con mucha gente, estos alimentos sólo actúan como alergias en presencia de muchas toxinas y debilidades particulares de la capacidad digestiva. En el caso de Helen, el estómago ya no aparece como un órgano estresado mediante el análisis Vega, y el iris, que indica los cambios con mucha lentitud, está cambiando poco a poco de color. Cuando se complete el proceso de limpieza, es posible que tolere trigo y levadura en cantidades moderadas.

La explicación más lógica para el aumento de las alergias está en la enorme tensión que se impone al sistema inmune promedio por los miles de sustancias químicas extrañas que se presentan en nuestro alimento, aire y agua. Tal vez las cifras más significativas se relacionan con el aumento de muertes por asma en los últimos años. El asma es una enfermedad que tiene que ver con un peligroso aumento de la mucosidad pegajosa en el árbol bronquial además de cierta medida de inflamación y espasmo en las vías respiratorias. Muchos asmáticos empeoran al respirar aire contaminado o al comer ciertos alimentos. Los problemas de asma se pueden emplear como medida del incremento de las alergias severas en nuestra comunidad.

Es impráctico eliminar más y más alimentos de la dieta cuando sabemos que el problema principal es la incapacidad del cuerpo para hacer frente a la siempre creciente carga de sustancias químicas. Por ejemplo, una dieta que en su mayor parte consiste en frutas y verduras frescas aún contiene residuos de pesticida. Todavía existe una controversia científica respecto a los niveles aceptables de estos pesticidas y sustancias químicas que un tiempo se consideraron seguras en la actualidad están prohibidas para el uso agrícola. ¿Qué debemos hacer para enfrentar la toxemia que conduce a alergias?

Infecciones y toxemia

Es seguro que la manifestación de las alergias no es la única evidencia de toxinas en el cuerpo. Ahora que antibióticos y esteroides están disponibles tendemos a olvidar los riesgos y el énfasis que antes se ponía en las infecciones como causa importante de muerte y enfermedad. Las estadísticas registran la reducción de muertes y enfermedades graves por infecciones que ha tenido lugar desde que se introdujeron penicilina, sulfonamidas y esteroides a principios del siglo XX. La gente pensante se pregunta si existe alguna conexión entre la disminución de las enfermedades infecciosas y el gran aumento de la enfermedad crónica que ha tenido lugar en las últimas décadas.[3]

Una de las diferencias interesantes entre el enfoque ortodoxo para las infecciones y el de los terapeutas naturales es el papel que le dan los terapeutas naturales a bacterias y virus en el ciclo de la enfermedad. Los terapeutas naturales comprenden que las bacterias

---

[3] Illich, I., *Limits to Medicine.* Lothian (London, 1976).

tienen un papel importante en la liberación de toxinas. Son parte de la concatenación que participa en la enfermedad inflamatoria y comprenden que el grado de su presencia está directamente relacionado con la cantidad de toxinas presentes en el sistema. Desde el siglo XIX ha sido el punto de vista de los naturópatas que las bacterias se ven atraídas a un cuerpo tóxico como lo son las moscas a un vertedero de basura. Una vez que se maneja correctamente la basura que son las toxinas, las bacterias desaparecen automáticamente.

En consecuencia, en el manejo de la inflamación tenemos dos puntos de vista diametralmente opuestos. Un niño que presenta amigdalitis recibirá un tratamiento diferente en todo por parte de un médico ortodoxo y de un terapeuta natural. El terapeuta natural considera las amígdalas como la entrada al sistema linfático y las amígdalas infectadas se comprenden como una señal de que el sistema linfático necesita una limpieza urgente. Se examinará la dieta del niño para ver si está ingiriendo demasiados alimentos refinados que podrían sobrecargar al cuerpo con toxinas. Se sugerirá una reducción significativa de productos lácteos y que se les reemplace con jugo de fruta. Se administrarán hierbas de limpieza como Fitolaca, Lampazo, Hojas de Violeta y Trébol Rojo. Se dan Vitamina C y las sales de los tejidos, Fosfato Ferroso y Kali Muriaticum para estimular el sistema inmune y resolver el tema las toxinas. Remedios homeopáticos específicos que se podrían emplear son Belladona para fiebre y Hepar Sulphuricus o Mercurius Biniodatum para la formación de pus.

El tratamiento natural no suprime la inflamación pero evita que llegue a una situación que amenace la vida. La fiebre se mantiene dentro de ciertos límites pero no se suprime; se estimula el sistema inmune y se fortalece la salud de los órganos vitales y de eliminación de manera que las toxinas se puedan excretar tan rápido como sea posible. El resultado final que se experimenta es la disminución de los ataques de amigdalitis cuando se eliminan las toxinas y mejora la salud y la inmunidad.

El enfoque médico ortodoxo es dar antibióticos a la primera señal de amígdalas infectadas. Con mucha frecuencia, estos medicamentos se administran antes de que la infección aparezca sólo porque las amígdalas están hinchadas, ¡y en ese caso los medicamentos no logran nada! No sólo se impidió el proceso inflamatorio del cuerpo sino que también tiene que enfrentar la desintoxicación del medicamento y esto pone una carga adicional en hígado y riñones.

Existen muchas estructuras en el cuerpo que se encargan de la eliminación de toxinas. En primer lugar, está el hígado que es como una fábrica metabólica mayor que se encarga de todas las drogas y sustancias químicas. Desintoxica sustancias extrañas fragmentándolas en sustancias simples que se pueden excretar mediante los órganos de eliminación. Estos órganos son intestino, riñones, pulmones y piel. Un funcionamiento deficiente o perezoso en cualquiera de estos órganos producirá la retención de desperdicios tóxicos y una posible sobrecarga en el sistema.

Incluso en el caso de alimento normal sin adulterar, los órganos digestivos tienen la tarea de "desnaturalizar" el alimento de manera que ya no sea una sustancia "extraña" y se pueda asimilar para crecimiento y energía. Por lo tanto, un aletargamiento en cualquiera de los órganos digestivos puede resultar en la acumulación de toxinas, incluso con una dieta saludable. Es fácil ver cómo las toxinas pueden acelerarse en un cuerpo cansado y estresado incluso sin tomar en cuenta la sobrecarga de sustancias químicas en nuestro medio ambiente presente. Aquí, podemos relacionar la disminución de la vitalidad con la acumulación de toxinas y, por otro lado, a la eliminación de toxinas puede seguir una mejoría de la energía.

En segundo lugar, el sistema linfático o reticuloendotelial participa en la formación de anticuerpos para antígenos y la producción de glóbulos blancos que tienen una parte importante en infecciones, condiciones tóxicas e ingestión de partículas extrañas o no deseables. El hígado también es responsable de la producción de anticuerpos. El sistema nervioso participa con las respuestas de excitación refleja e irritación, y considerable investigación ha indicado la influencia que el sistema nervioso puede tener en la inmunidad.[4] El sistema endócrino, en particular las glándulas suprarrenal y pituitaria, también tiene un papel en el proceso inflamatorio.

---

[4] Tee, D., "Another Look at the Interaction of Psyche and Soma", *Complementary Med. Res.* (Feb. 1987) 2 (1) 1-2.

En consecuencia, la salud total del cuerpo está relacionada con la inmunidad y si alguna parte tiene problemas de tono y precisión, el cuerpo corre el riesgo de enfermar. El enfoque holístico de la medicina natural es muy apropiado para equilibrar y regular el cuerpo de manera que todos estos sistemas puedan jugar sus papeles correctos. Entonces tiene lugar un flujo natural y las toxinas liberadas de los alimentos y diversos factores del medio ambiente se eliminan de manera adecuada a través de los conductos normales de eliminación. En el caso de desequilibrio en estos diversos sistemas de defensa, tiene lugar la excreción de toxinas en los tejidos y le sigue la inflamación. Le puede seguir la enfermedad y tiene lugar en diferentes etapas. Antes de discutir estas etapas es apropiado discutir brevemente la iridología en relación con el factor tóxico.

Iridología y toxemia

En muchos pacientes encontramos con el diagnóstico del iris que el sistema linfático ha estado congestionado por muchos años y esto ha predispuesto a la persona a alergias por la sobrecarga básica de toxinas en el sistema. Son las personas que a menudo tienen eczema y asma desde temprana edad. Comienzan con una acumulación de toxinas que tal vez se inicia *in utero*, y luego, con una dieta deficiente y contaminación ambiental, pronto sucumben a una multitud de alergias. Un sistema linfático congestionado se hace notar por nubes de marcas blancas cafés justo en el borde interior del iris. A veces, una persona con buen estilo de vida podría exhibir estas marcas sin tener algún problema de salud particular. Es una señal de debilidad en el sistema inmune y como tal es valiosa para el terapeuta.

Se ha mencionado que la enfermedad a menudo empieza en el tracto gastrointestinal y el área del iris que rodea en primer lugar la pupila corresponde a esta parte de la anatomía y la fisiología. Se ha mostrado que las toxinas aparecen como nubes de materia blanca (fermentación intestinal y gástrica), decoloraciones cafés (acumulación de toxinas del alimento digerido en forma incompleta) y bolsas y líneas negras (procesos degenerativos relacionados con el tracto gastrointestinal).

Las decoloraciones también pueden ocurrir cerca del borde del iris en forma de anillos blancos, parciales y completos (arteriosclerosis) y una decoloración más bien oscura alrededor del borde del iris, llamada borde de caspa, que indica toxinas bajo la piel y eliminación deficiente por la piel.[5]

Éste es un resumen simplificado. El hecho principal a recordar es que un cuerpo libre de toxinas se ilustra en el iris por la ausencia de cualquier color excepto el color natural claro que debería ser el mismo desde el borde del iris a la pupila. Con el cambio en el estilo de vida y con terapias naturales de diversos tipos, el color del iris mejora gradualmente. Los pacientes a menudo notan la mejoría ellos mismos. En casos de toxemia fuerte, el proceso puede tomar varios años pero el resultado es permanente.

El papel del terapeuta natural es educar al paciente para que tenga un estilo de vida saludable de manera que se reduzcan al mínimo las toxinas del medio ambiente, se mejore la nutrición, se fortalezca la relajación y la creatividad y se prescriban terapias físicas que incrementen los sistemas de defensa e impulsen las energías del cuerpo y la función de los órganos.

---

[5] Kriege, T., *Fundamental Basis of Iris Diagnosis*. L. N. Fowler (Essex, UK, 1977).

Capítulo **8**

LAS ETAPAS
DE LA ENFERMEDAD

¿Cómo ve el terapeuta natural la relación de los procesos de enfermedad aguda y crónica?, ¿cómo responderían las personas en tratamiento a diversas etapas de enfermedad?, ¿por qué a los terapeutas naturales les disgusta el proceso de inmunización contra las enfermedades agudas?

Crear balance y armonía en todos los niveles del ser es la clave para la salud. La persona que está fuera de equilibrio es la que padece las enfermedades. En este capítulo sólo se discutirá el desequilibrio físico pero se debe recordar que tal vez el mayor activador del desequilibrio físico sea el conflicto emocional; lo cual se abordará en el capítulo 12. Las etapas de la enfermedad corresponden al grado de desequilibrio en la persona.

La salud implica un flujo libre de energía a todas las partes del cuerpo y las etapas de la enfermedad se podrían discutir de diversas formas. Los modelos se basan en puntos de vista ligeramente distintos pero cada uno demuestra un flujo o movimiento entre lo que se toma del alimento y del medio ambiente. Existen consideraciones respecto a si el alimento se fragmenta, absorbe y excreta en forma adecuada y el estancamiento y la posterior enfermedad que surge por la interrupción del proceso de flujo. Así, los terapeutas naturales no consideran a la enfermedad como una entidad particular que llega al cuerpo por azar, sea como infección o, en el otro lado de la escala, como tumor maligno.

El modelo clásico que han presentado los naturópatas por muchas décadas tiene relación con la concatenación de toxinas, inflamación y fiebre más la resolución de las toxinas, siempre y cuando las energías del cuerpo sean adecuadas. En ausencia de la energía necesaria para proporcionar una función inmune adecuada, no sucede la inflamación y tiene lugar una inflamación subaguda más crónica. Así, el eczema o fiebre puede pasar a asma y descargas bronquiales crónicas. Una mayor supresión por un estilo de vida deficiente y medicamentos resulta en enfermedades degenerativas más graves, como artritis, esclerosis y, en casos extremos, cáncer. Con el tratamiento natural, estas etapas se experimentan como una vuelta a la salud y el proceso se conoce como retracing (volver atrás).

Los tres estados de la enfermedad

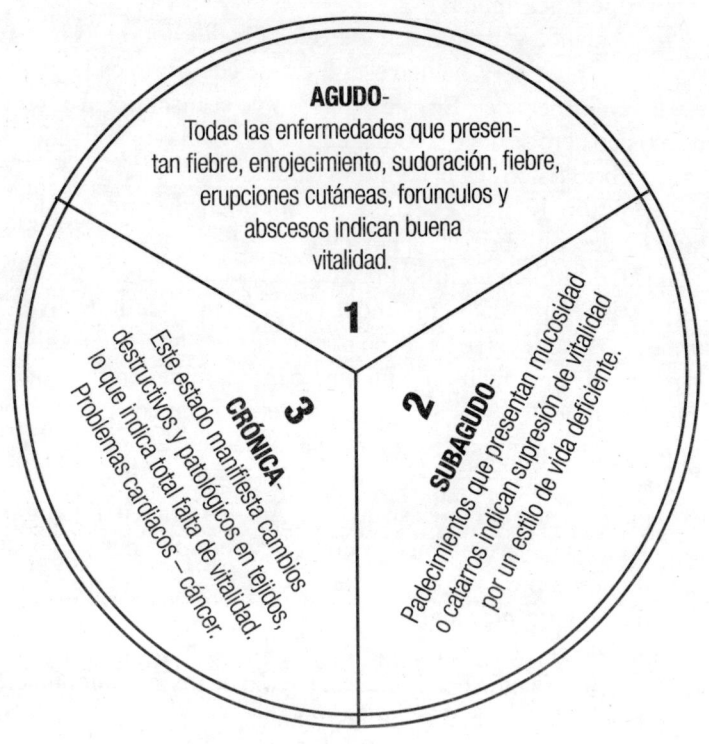

AGUDO- Todas las enfermedades que presentan fiebre, enrojecimiento, sudoración, fiebre, erupciones cutáneas, forúnculos y abscesos indican buena vitalidad.

SUBAGUDO- Padecimientos que presentan mucosidad o catarros indican supresión de vitalidad por un estilo de vida deficiente.

CRÓNICA- Este estado manifiesta cambios destructivos y patológicos en tejidos, lo que indica total falta de vitalidad. Problemas cardiacos — cáncer.

Se puede resumir el modelo naturopático para las etapas de enfermedad de la siguiente manera. Si una persona nace con un buen patrón de salud hereditario y tiene un estilo de vida saludable con una dieta que consista en su mayor parte de alimentos en su estado natural, no hay razón de que no debiera vivir hasta los ochenta y tantos años sin enfermedades crónicas o agudas severas. Un estilo de vida saludable incluye el ritmo correcto en las áreas de sueño, relajación, sexo y trabajo. En otras palabras, la vida tiene un paso apropiado y, en consecuencia, la persona disfruta de salud psicológica y física. En esta breve generalización no nos importan las personas que a pesar de tener buena salud, herencia y estilo de vida, se destruyen a sí mismas por alguna extraordinaria excentricidad.

La siguiente consideración en nuestro resumen es el individuo que nace con una herencia de salud razonablemente apropiada pero que se maneja mal desde el nacimiento de acuerdo a la práctica y filosofía naturopática. La secuencia que lleva a una salud deficiente podría empezar con una madre que desea tener un día de trabajo ininterrumpido de manera que se alimenta al bebé con biberón desde las primeras semanas de vida. Una fórmula nunca reemplazará el efecto positivo de la leche de la madre que contiene todos los nutrientes para sustentar la vida en las cantidades correctas además de las enzimas necesarias para estimular la digestión del bebé. Estas enzimas no están presentes en la leche de fórmula. Se podría continuar el mismo problema con el uso de alimentos embotellados y enlatados después de que se desteta al bebé. Un naturópata considera que muchas enfermedades empiezan con una digestión débil o sobrecargada.

El efecto del alimento mal metabolizado de una dieta artificial es que las toxinas se acumulan poco a poco en el sistema de los niños pequeños. La reacción natural de esta toxemia que avanza es que el cuerpo vital del niño manifieste una fiebre y es concurrente con una infección particular como las fiebres comunes de la infancia u otras inflamaciones sistémicas. Durante la fiebre o la inflamación que le sigue, el desecho en el sistema se fragmenta en moléculas más simples y se excreta a través de los conductos normales de piel, pulmones, riñones e intestino. Existen muchos enfoques naturales que emplean Vitamina C, compuestos minerales, hierbas y homeopatía para ayudar en este proceso de inflamación. Si no se suprime la fiebre, el niño tiene un nuevo inicio y mejoran la salud y la vitalidad.

Aquí debería mencionarse el resultado de la inmunización en el sistema inmune del niño. La inmunización no es sólo un tema controvertido entre los departamentos de salud y los terapeutas naturales.[1] La controversia está dentro de la profesión médica. Así un profesor de medicina preventiva pudo mostrar mediante gráficas en un libro de mucha publicidad que la incidencia de la mayoría de las enfermedades infecciosas disminuyó sin la ayuda de los programas de inmunización.[2] Algunos científicos médicos han sugerido que el aumento de los procesos de enfermedad crónica en la infancia, como leucemia y cáncer, pueden estar relacionados con la supresión de la enfermedad aguda con los programas de inmunización. Los terapeutas naturales creen que la alta incidencia de asma en la infancia tiene la misma causa.

No hay duda que la inmunización previene la diseminación de ciertas infecciones, pero, ¿cuál es el costo para el funcionamiento saludable del sistema inmune? Existen varias formas para controlar y manejar las enfermedades para las que por lo general se administra la inmunización. También existen formas para proteger a la mujer embarazada de la rubéola y de otros virus que podrían producir anormalidades congénitas. Cantidades adecuadas de Vitamina C durante el embarazo protegerán al feto contra cualquier virus y se puede ayudar a una inmunidad deficiente con compuestos de zinc, en particular hierbas y remedios homeopáticos. También se tienen remedios homeopáticos específicos para la mayoría de las enfermedades infecciosas.

La etapa aguda de la enfermedad

A la manifestación de fiebre o inflamación infecciosa, como la amigdalitis, se le llama la etapa aguda de la enfermedad. Se caracteriza por calor, rubor, erupciones y salpullidos de la piel. En las

---

[1] Coulter, H. and Fisher, B., "Vaccination: The Pertussis Coverup is Exposed", *J. Alternative Medicine* (1985) 3 (11) 4-6.
[2] Hetzel, B., *Health and the Australian Society.* Penguin (Ringwood, Vic., 1974).

El círculo de la enfermedad

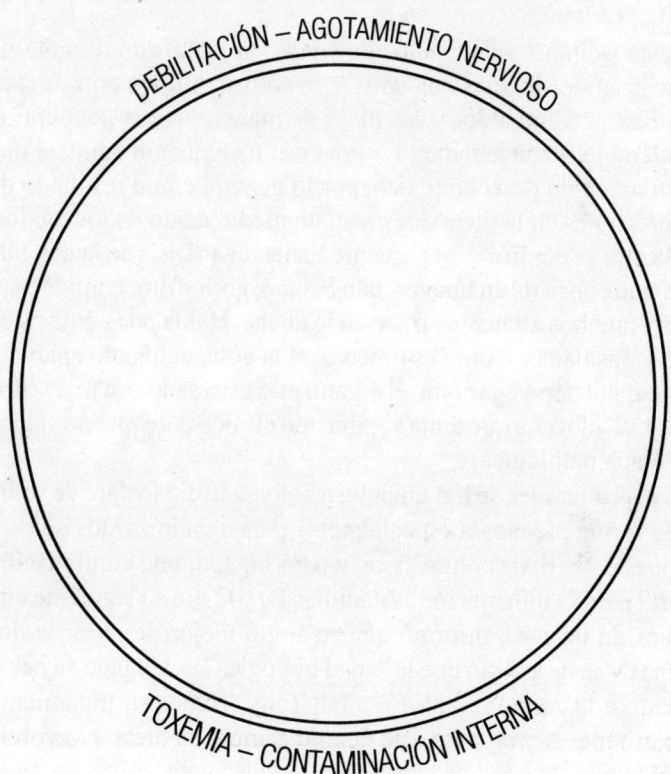

Emociones negativas
Falta de descanso – luz de sol – ejercicio
Proveen agotamiento a todas las células

DEBILITACIÓN – AGOTAMIENTO NERVIOSO

TOXEMIA – CONTAMINACIÓN INTERNA

Alimentos refinados
Tinturas, preservativos – saborizantes
Agua y aire contaminado – insecticidas
Fertilizantes artificiales

personas de más edad también se puede caracterizar por cualquier erupción de la piel, como eczema, dermatitis y acné o por otras condiciones inflamatorias. La gota es otro ejemplo típico de un trastorno metabólico agudo que se manifiesta como una hinchazón aguda dolorosa del dedo gordo del pie y el área que lo rodea y se caracteriza por calor, rubor e inflamación.

Historiales médicos

Tony

Tony, de treinta y nueve años de edad, había sufrido de gota de vez en cuando durante dos años y llegó a la clínica en muletas. Su trabajo era embaldosar los pisos de manera que la gota era un considerable inconveniente. La gota es una reacción aguda a una acumulación de desecho tóxico, por lo general como resultado de indiscreciones en la dieta que crean un medio ácido en los tejidos. Este hecho se confirmó en parte mediante un análisis de la dieta de Tony, que consistía en huevos, pan blanco, pollo frito, comida para llevar y muchos alimentos fritos en la noche. Había poco énfasis en frutas y ensaladas. Como es típico para la gota, el hígado apareció en el diagnóstico Vega como el órgano más estresado con una "edad biológica" elevada que tenía significado clínico pero que no estaba en la etapa patológica.

En el primer mes de tratamiento, a Tony se le dio fosfato de sodio en una forma preparada especialmente para alcalinizar los tejidos, compuestos herbales reumáticos y para hígado, una combinación mineral para la inflamación, Vitaminas B_6 y C. En su siguiente cita después de un mes, informó que se sintió mejor después de dos semanas y se descubrió que la "edad biológica" del hígado se había reducido a la zona normal. En total, Tony recibió un tratamiento de cuatro meses y durante este tiempo cambió su dieta. No volvió el problema.

Edward

Existen algunos casos agudos en que la medicina ortodoxa no puede ayudar en nada y Edward fue uno de ellos. A la edad de treinta y un años, contrajo una iritis severa y me vino a visitar después de seis semanas de dolor en el ojo y sin alivio con el tratamiento estándar de cortisona y atropina. Como indicación de la acumulación de ácido en los tejidos y la predisposición a la inflamación aguda, también había sufrido de gota. Su dieta fue un ejemplo clásico para el avance de una situación así. Consistía en pan blanco, mermelada, queso, carne de res, papas, barras de pescado además de algo de ensalada y verduras. El iris revelaba congestión linfática moderada y la "edad biológica" se había elevado de acuerdo a la prueba Vega, y el hígado de nuevo aparecía como el órgano más estresado. Esto concordaba con la dieta.

El primer mes de tratamiento incluyó fosfato de sodio de preparación especial para la acidez de los tejidos, zinc para curación y prevenir la formación de cicatrices, remedios herbales y homeopáticos para el hígado, gotas específicas para el ojo que contenían los remedios homeopáticos Eufrasia, Hypericum y Mercurius Corrosivus, fosfato de hierro para el proceso inflamatorio en el ojo y un antídoto homeopático de preparación especial para las toxinas particulares según fueron evaluadas por la prueba Vega. En dos semanas, Edward volvió con el informe de que había cesado todo el dolor en el ojo y que había mejorado la visión. Había dejado la cortisona y había cambiado su dieta. La "edad biológica" era ahora bastante normal. El tratamiento se continuó por otras dos semanas y no hubo recaída en el problema del ojo. Se le despidió con un segundo mes de tratamiento para consolidar su bioquímica reequilibrada.

La etapa subaguda de la enfermedad

Si se suprime la fiebre con antibióticos, salicilatos (aspirina) o esteroides (cortisona), las toxinas se hunden a mayor profundidad en el sistema y producen una inflamación subaguda. En el niño, esto a menudo se manifiesta como asma bronquial, resfriados recurrentes o infecciones del oído. En el adulto, se pueden manifestar resfriados recurrentes y gripe, además de sinusitis crónica. Muchos adultos también tienden a ataques de asma. La experiencia de los estados subclínicos, como una sensación constante de malestar y cansancio con ligero dolor en diferentes partes del cuerpo es típica de la etapa subaguda de la enfermedad. Las alergias también aparecen prominentemente en esta etapa. Así, un alimento particular o proteína extraña a menudo causará síntomas como de gripe con malestar vago. La etapa subaguda se caracteriza por inflamación crónica de un tipo de bajo nivel acompañada por descarga mucosa de cualquier sitio.[3]

El tratamiento usual para esta etapa es administrar más medicamentos que podrían incluir antihistaminas para las membranas mucosas inflamadas, broncodilatadores para el asma y cortisona para los casos más rebeldes. Por desgracia, se suprime más el proceso inflamatorio, a menudo por completo, y entonces podría manifestarse la enfermedad crónica. Esta etapa final del proceso de enfermedad se caracteriza por destrucción de tejidos como ocurre en artritis, esclerosis múltiple, nefritis, enfermedades cardiovasculares, enfermedades bronquiales y, por último, nuestro archienemigo: el cáncer.

Es muy gratificante poder romper esta secuencia de enfermedad en un niño y saber que entonces progresará hacia la salud desde ese punto en el tiempo.

Historial médico

Andrew fue un caso típico del asma de la infancia que comenzó cuando tenía dieciocho meses de edad. En el momento de comenzar el tratamiento usaba la "bomba" para asma, medicamentos orales y hacía poco lo hospitalizaron por un ataque grave. Por lo general, sus ataques comenzaban goteándole la nariz, reforzando las características de la etapa subaguda que se describieron antes. No había otros miembros de la familia con asma.

El iris café de Andrew presentaba una estructura fina muy buena con algunos anillos nerviosos. Como en los dos casos anteriores, con el diagnóstico Vega el hígado de nuevo apareció como el órgano más estresado lo que indicaba (como en muchos casos de asma) un problema digestivo fundamental con posibles alergias. El sistema bronquial apareció como un problema secundario al del hígado y el último factor significativo en esta secuencia causal particular que indicó el análisis Vega fueron los senos nasales.

---

[3] Jacka, J., *A Philosophy of Healing*. Inkata Press (Melbourne, 1979).

En el primer mes de tratamiento se incluyeron tabletas de fosfato de calcio como la sal de los tejidos básica que necesitaba la constitución de Andrew, la combinación mineral de fosfato de hierro y cloruro de potasio en forma de preparación especial para la inflamación y la mucosidad de las vías bronquiales, Vitamina C para la inmunidad y resolución de la mucosidad, gotas homeopáticas de limpieza linfática y del hígado y, por último, una tintura herbal de Ammi Visnagi y Tomillo para el propósito de broncodilatación.

En su siguiente cita se descubrió que se había reducido la "edad biológica" del hígado a lo normal y que ya no tenía ataques de asma. Se continuó con el tratamiento y durante el segundo mes se produjo un ataque fuerte después de un resfriado. Se continuó el tratamiento con la adición de gotas homeopáticas como antídoto para cualquier dejo de tuberculosis hereditaria en la familia, que a menudo es la base para el asma (ver el capítulo 11). Se añadieron otras gotas homeopáticas para eliminar cualquier efecto secundario de inmunización y de las toxinas de alergias al alimento pasadas.

Durante el quinto mes de tratamiento, Andrew tuvo un resfriado sin un ataque de asma y éste fue un evento significativo claro. El siguiente mes tuvo un ataque muy fuerte que comenzó con una tos. Se cambiaron los remedios homeopáticos para enfrentar en forma más adecuada sus alergias severas al pelaje de los animales. Aunque tuvo los dos ataques fuertes mencionados durante los primeros meses de tratamiento, la recuperación de cada uno fue mucho más rápida de lo usual y no ha tomado medicamentos entre estos ataques que en la actualidad son poco frecuentes. La "edad biológica" con el diagnóstico Vega se estabilizó en la zona normal.

El fenómeno de retracing

Durante el tratamiento naturopático, el paciente avanzará hacia atrás por las diversas etapas de enfermedad. Por ejemplo, un paciente artrítico podría tener resfriados recurrentes y luego, por último, si es un ejemplo perfecto, una erupción de la piel. En consecuencia, es esencial la educación del paciente en cuanto a qué esperar durante el tratamiento.

Durante una crisis que tenga relación con el restablecimiento del proceso inflamatorio, el paciente puede sentirse muy enfermo y tóxico. Si no hay comprensión del proceso de curación, lo primero que hará la familia es llamar al médico que de inmediato reprimirá esta importante etapa inflamatoria con medicamentos. Es la etapa inflamatoria crítica a la que se llama la crisis de la curación y es resultado del aumento de vitalidad o energía del cuerpo con la ayuda de medicinas naturales.

Cuando se maneja con inteligencia, la crisis de la curación nunca es peligrosa; se controla la fiebre pero no se suprime, y se estimulan los órganos de la eliminación para excretar las toxinas en forma adecuada. En el caso de niños pequeños y en adultos de todas las edades, después de una fase aguda que se maneja correctamente, experimentan más energía y una mayor inmunidad a las infecciones. Se considerará parte vital del proceso inflamatorio a las bacterias y el raciocinio científico para esta posición se examinará en el próximo capítulo.

Así, podemos considerar que tenemos un círculo de salud y enfermedad. La reducción de energía o vitalidad fomenta la acumulación de toxinas, que a su vez causan que nos sintamos más agotados. Es el papel del terapeuta intervenir en ambos lados del círculo y administrar terapias que aumenten la vitalidad y fortalezcan los órganos que tienen parte en la digestión y eliminación. Se darán hierbas digestivas y para el hígado en forma casi universal para las condiciones tóxicas. Se habrá observado que en varios de los historiales médicos el análisis Vega mostró al hígado como el órgano más estresado. Es necesario mencionar al sistema linfático aquí ya que es el más relacionado con el sistema inmune y se obstruye mucho cuando el hígado es perezoso por un periodo prolongado.

Historial médico

El caso de Mary, de cuarenta años de edad, es una ilustración apropiada de la toxemia que pasa hacia una patología que se pudo revertir apenas a tiempo. Este caso también ilustra el valor de las varias formas de valoración que se pueden emplear en la síntesis para que se comprendan bien los parámetros del caso. El historial personal indicaba que Mary había sufrido mucha tensión, tenía dolores de cabeza premenstruales, antecedentes de asma y eczema, herpes que afectaba la cara y el ojo izquierdo y que en el momento sufría de glándulas inflamadas. Su dieta actual era apropiada aunque estaba consumiendo demasiado jugo de zanahoria y esto dificultaba decir su color real ya que la piel había adquirido un tono amarillento.

Así, la historia de eczema, asma y glándulas inflamadas proporcionó la información del aspecto tóxico de su condición médica. Esta conclusión se confirmó con el diagnóstico del iris, ya que tenía una estructura muy abierta que indicaba una vitalidad deficiente, toxinas en el tracto gastrointestinal y una fuerte congestión linfática. El sistema nervioso autónomo indicaba un considerable desequilibrio y tiene que ver con la digestión y las glándulas endócrinas. Era aparente la debilidad en los órganos de hígado, riñones y bronquios.

El principal problema se relacionaba con un tumor en el área de la glándula tiroides. En consecuencia, se necesitaba un diagnóstico diferencial más. ¿Era maligno el tumor?, ¿era una expresión del nivel tóxico general en el sistema? La prueba Vega podía aclarar estas preguntas. Sí, las toxinas eran muy fuertes y existía una condición premaligna que no involucraba la tiroides, sino más bien ese órgano que a menudo tiene que ver con la toxemia general: el hígado. El sistema linfático apareció como el siguiente punto de sobrecarga tóxica en la secuencia causal del problema de Mary. El primer mes de tratamiento consistió en sustancias homeopáticas de limpieza linfática y del hígado, incluyendo una preparación específica como antídoto para las toxinas previas acumuladas por mala digestión, alergias y vacunas antiguas. Para la energía general, se dieron potasio y fosfato de magnesio y complejo de Vitamina B. En su primera cita posterior, Mary se sentía mejor y no había tenido dolores de cabeza. La lectura premaligna de la prueba Vega había desaparecido y los órganos ahora se registraban en la zona normal. Se continuó el tratamiento con un cambio de remedios homeopáticos para trabajar en forma más específica en las glándulas endócrinas y el área de la garganta.

La crisis curativa

VITALIDAD + TOXINAS = INFLAMACIÓN

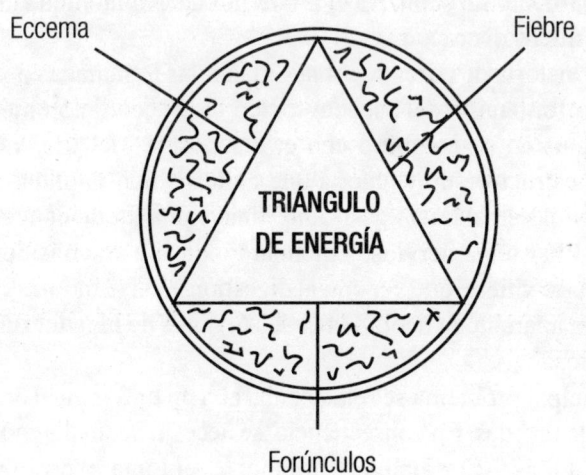

La crisis de la enfermedad

VITALIDAD POBRE + TOXINAS = ENFERMEDAD CRÓNICA + MUERTE

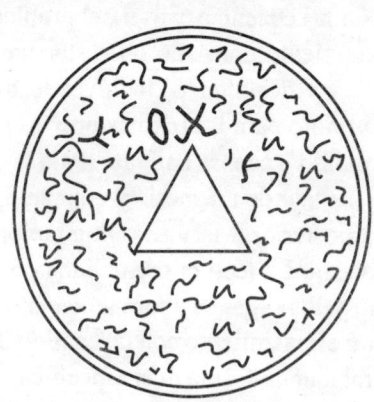

Después del segundo mes de tratamiento, el tumor cerca de la tiroides casi ha desaparecido y Mary continuaba sintiéndose bien. Se continuó el tratamiento por varios meses más para continuar con la eliminación de toxinas y consolidar la salud y bienestar recién descubiertos. Ya no hubo problemas y el tumor desapareció por completo. En cuanto se inició el programa de desintoxicación, el tumor empezó a disminuir.

Puede haber confusión cuando se intenta expresar estas teorías en lenguaje médico o científico aceptable. Aunque la experiencia de 150 años en la práctica clínica ha proporcionado la evidencia anecdótica y clínica necesaria para demostrar el enfoque naturopático, las autoridades médicas y del gobierno no siempre apoyan este enfoque. A últimas fechas, la investigación fisiológica y bioquímica ha validado los principios naturopáticos del manejo de la toxemia y la inflamación.

Capítulo **9**

TOXEMIA, INFLAMACIÓN, BACTERIAS Y CIENCIA

¿Cómo se podría explicar la inflamación y la fiebre en lenguaje científico como un movimiento hacia la curación y la salud?, ¿existe una razón racional para que haya bacterias en el cuerpo sin que se les "pescara" de una persona o fuente infectada?, ¿cómo la fiebre o la inflamación controlan las toxinas en el cuerpo?

El homeópata y científico médico alemán, el doctor Hans-Heinrich Reckeweg, esbozó la comprensión científica de la filosofía neturopática. Reckeweg tiene antecedentes completos en ciencia para servirle como base para su modelo de salud y enfermedad. Es un graduado en medicina al que siguieron estudios en las universidades de Wurzburg, Berlín, Münster y Bonn. También estudió farmacología y toxicología en la Universidad de Bonn. Más adelante, estudió homeopatía en Berlín y tuvo una práctica homeopática por casi treinta años antes de dedicarse a la investigación y a escribir. Es significativo que esta descripción más científica del enfoque naturopático procede de Alemania donde comenzó el movimiento.

Los procesos de enfermedad se consideran en tres etapas principales. La primera etapa involucra la excreción de toxinas a los tejidos en lugar de a los conductos normales de eliminación. La inflamación es resultado de una respuesta a las toxinas en los tejidos. La siguiente etapa implica que se depositen toxinas en los tejidos y esto conduce a la impregnación de los tejidos con toxinas. La etapa final es la degeneración de los tejidos por la acción de las toxinas, lo que conduce a procesos neoplásicos o cancerosos. En realidad esto es la expresión exacta de la comprensión naturopática tradicional que Reckeweg acompaña con el conocimiento bioquímico moderno.

Reckeweg considera las etapas de enfermedad anteriores en dos categorías amplias. La primera fase, o humoral, incluye excreción, reacción o inflamación y la deposición, y el organismo mantiene la tendencia a la curación. Las enzimas se mantienen intactas y dominan los procesos de excreción. La segunda fase o celular expresa una enfermedad constitucional más profunda y tiene que ver con la fase de impregnación, las fases degenerativas y el desarrollo neoplásico. La salud de las enzimas es la clave para todo el tema y su supresión o muerte por la administración de medicamentos durante la etapa inflamatoria es el problema principal.

Reckeweg emplea el término homotoxinas para describir toxinas en el cuerpo que proceden de diversas fuentes. La inflamación se describe como un intento biológico orientado a la consecución de la meta de desintoxicación y, en consecuencia, de la curación. El proceso de inflamación y desintoxicación de los tejidos se describe brevemente:

> En los últimos cien años, es obvio que se ha exagerado el papel patogénico de las bacterias. Las bacterias tienen que cumplir una importante tarea biológica. Secretan la enzima hialuronidasa que disuelve el tejido conectivo. Se liberan homotoxinas almacenadas en el tejido conectivo. Las homotoxinas, y no las bacterias, son el factor decisivo en la inflamación. Se deben desintoxicar y deberían, en cierta medida, quemarse en el fuego de la fase de reacción. Muchas homotoxinas, como proteínas falsas, virus, etc., se queman durante la inflamación.[1]

Si se bloquea o suprime el proceso normal de desintoxicación, las homotoxinas se activan en los tejidos profundos del cuerpo. La quimioterapia con penicilina y sulfonamidas causa que las toxinas pasen a estructuras más y más profundas. Reckeweg considera que toda alergia es resultado de la supresión de las fases de excreción y reacción. Este proceso de reacción o inflamación se explica como que coincide con la acidosis y existe en estrecha conexión con la reacción de antígeno y anticuerpo y no en respuesta a las bacterias. Se puede observar la reacción ácida después de perforar la piel con un electrodo con lo que se puede medir el pH o acidez del tejido. La

---

[1] Reckeweg, H., *Homotoxicology*. Menaca Pub. Co. (New Mexico, 1984) 59.

reacción antígeno anticuerpo libera componentes químicos, como histamina y el factor Menkin, que inician la inflamación.

El tejido conectivo es el verdadero campo de batalla entre los sistemas de defensa y las toxinas. La inflamación y la invasión posterior de bacterias liberan las toxinas del tejido conectivo de manera que las pueda digerir la actividad enzimática. Se debería mencionar que se sobreentiende que los virus son una categoría muy diferente a las bacterias en el proceso inflamatorio. Los virus se clasifican como factores tóxicos y una de las razones para no suprimir la fiebre es que una elevación de sólo unos grados de temperatura matará a los virus.[2]

La alergia es resultado de la formación de péptidos o proteínas "equivocados" que se forman cuando se interrumpe la etapa ácida o de inflamación. Homotoxinas, histamina sin usar, toxinas bacterianas y medicamentos se combinan para formar esta nueva molécula de proteína y el resultado es una alergia. Reckeweg señala que durante la fase ácida normal, que ocurre cada mañana a las 3 a. m., estas homotoxinas se activan en los tejidos de manera que ocurren diversos dolores a esta hora. Ejemplos son angina, dolor de úlceras, comezón de eczemas y asma.

La solución correcta de dos enfermedades comunes se podría mencionar como ejemplo de inflamación que tiene un *retracing* de manera saludable. Reckeweg afirma que en el asma, la histamina participa en todas las fases e inicia la inflamación que se encarga de las toxinas. La disnea (dificultad para respirar) coincide con la impregnación de toxinas y le sigue el asma bronquial. Con el tratamiento correcto, esto vuelve a la fase de excreción de esputo. En la neumonía, las bacterias neumocóccicas liberan la enzima hialuronidasa que disuelve la exudación bronquial (excreción). Con la ayuda de hierbas, productos homeopáticos y otros enfoques naturales, se pueden eliminar toxinas y mucosidad de los pulmones congestionados. Sulfonamidas y otros antibióticos suprimen esta respuesta. En la práctica clínica de más de diecisiete años, nunca he encontrado que se presente una neumonía cuando se ayuda a las infecciones bronquiales con terapias naturales. Así se estimula la

---

[2] *Ibid.*, 122.

fase de excreción de manera que no sucede ninguna consolidación peligrosa del pulmón.

Es muy lógica la explicación de Reckeweg del desarrollo de la enfermedad autoinmune. Se forman anticuerpos en respuesta a la formación de los péptidos "equivocados" que siguen a la supresión de la inflamación. Atacan a estas moléculas de estructura similar (péptidos equivocados) que ahora están profundamente enterrados en el tejido normal en un intento de eliminar este material extraño. Parece que los anticuerpos atacaran los tejidos normales. Sin embargo, el tejido no es normal ya que contiene las moléculas de proteína que se describieron antes. Así, podemos ver que la enfermedad autoinmune puede ser resultado de la supresión del proceso inflamatorio y tal es la razón de que las enfermedades autoinmunes que afectan riñones (nefritis), sistema nervioso (esclerosis múltiple) y músculos (distrofia muscular) estén aumentando.

Bechamp contra Pasteur

Pasando de las observaciones de Reckeweg, quien hizo notar el verdadero papel de las bacterias en el proceso de la enfermedad, volvemos la vista atrás al descubrimiento de los gérmenes o bacterias. Por lo general, este descubrimiento se atribuye a Luis Pasteur. Sin embargo, el verdadero descubridor fue un científico médico llamado Pierre Antoine Bechamp. Si se hubieran seguido las enseñanzas de Bechamp, la medicina hubiera tenido una orientación diferente y tendería más a la estructura naturópata. En consecuencia, es apropiado investigar este fraude del registro histórico de los descubrimientos bacterianos, la causa de las bacterias y el papel que tienen en el proceso de la enfermedad.

Bechamp nació en Lorraine, Francia, en 1816, seis años antes que el famoso Pasteur. De los hombres, Bechamp tenía una educación académica y posición superiores. Con un título en farmacia y doctorados en ciencia y medicina, tenía puestos relevantes como profesor de química médica y farmacia en Montpellier y decano de la facultad de medicina en Lille. Pasteur sólo estaba educado en farmacia y química. Por medio de uno de esos caprichos políticos afortunados, Pasteur consiguió el favor de Napoleón y su corte. Esto le permitió un ingreso apropiado de por vida sin la necesidad de trabajar con regularidad. Por otro lado, Bechamp llevó a cabo su prodigiosa investigación en su tiempo libre aunque este trabajo extra no le impidió vivir muchos años más que Pasteur.

Antes de resumir brevemente algunos de los experimentos de Bechamp y Pasteur, necesitamos recordar la teoría de la materia viva como se exponía en el siglo XIX. Huxley consideraba un estado protoplasmático primario similar a la clara de un huevo. Otros describían un limo primordial que parecía moco. Más adelante, Vinchow creyó ver a la célula en el proceso de organización, describiéndola como el componente básico de la materia viva.

El otro tema significativo de esta época era el fenómeno de la fermentación y la putrefacción. Los científicos no sabían cómo tenían lugar estos procesos y Pasteur y Bechamp empezaron a trabajar en este proceso. Pasteur es famoso como el primero en revelar la causa de la fermentación y en derribar la idea de la generación espontánea. La investigación literaria indica que Bechamp fue el primero en la investigación de que la causa de la fermentación eran organismos que viajaban en el aire y en publicar el material.[3]

En 1854, Bechamp llevó a cabo su experimento de Beacon en que se notó la presencia de bacterias. Se puso azúcar de caña en agua destilada en un matraz con tapón que contenía poco aire. Con el paso de algunos meses se formaron mohos en el matraz. No crecieron mohos en el matraz de control, que contenía agua azucarada sin aire. Antes se creía que la fermentación sólo podía tener lugar en presencia de materia albuminoide. Cuando se calentaban los mohos con potasa cáustica desprendían amoniaco, lo que demostraba su base nitrogenada y orgánica. Se enviaron los resultados de este experimento a la academia de ciencia de Francia en 1857. Bechamp comentó sobre su experimento en el sentido de que la transformación a que se había sometido el azúcar de caña en presencia de mohos se podría comparar con los cambios que produce la enzima diastasa cuando actúa en un almidón. Esto implicaba que el moho actuaba como fermento.

Pasteur sólo comenzó los experimentos de fermentación en 1857. En ese tiempo experimentó con un fermento obtenido de un

---

[3] Hume, E. D., *Bechamp or Pasteur*. Lee Foundation for Nutritional Research (Wisconsin, 1923).

medio de azúcar, gis, caseína y gluten, todo mezclado en un medio de cultivo de levaduras que producía una solución compleja de sustancias albuminoides y minerales. Llegó a la conclusión de que un fermento láctico tiene lugar de forma espontánea en el líquido y como usaba el medio de cultivo de levaduras no reveló el papel de los organismos transportados en el aire en un medio completamente químico. Más adelante, llevó a cabo experimentos que omitían la materia proteínica y llegó a la conclusión mucho después de la publicación del experimento de Bechamp que el origen de la levadura láctica en estos experimentos se debía al aire atmosférico.

El trabajo posterior de Bechamp merece mencionarse ya que fue éste el que revela el terrible error que la medicina moderna ha perpetuado en el reino de las bacterias. Descubrió que el calor destruye la actividad del fermento secretado por levaduras y mohos de todos tipos. En un artículo que leyó a la Academia Francesa de Ciencia en 1864, Bechamp acuñó el término zimasa para abarcar los fermentos solubles. Es probable que fuera el primer científico médico en trabajar con enzimas, a las que en la actualidad se reconoce como parte intrínseca de la bioquímica moderna.

Estaba en camino a hacer su tesis suprema sobre las microzimas. Para explicar esta tesis de manera adecuada, debemos recordar que en esa época se consideraba a la célula la unidad anatómica más pequeña. Se acababa de hacer el importante descubrimiento de que los organismos transportados por el aire eran responsables de la fermentación y la putrefacción. Bechamp ahora fue un paso más allá. Descubrió que algunas de las granulaciones moleculares presentes en las células de todo tejido animal son diminutos cuerpos vivientes, capaces no sólo de actuar como fermentos bajo condiciones normales, ¡sino también de evolucionar a bacterias bajo condiciones adversas! En gran cantidad de experimentos Bechamp y sus colegas observaron la transformación de las diminutas entidades que llamó microzimas en diversos tipos de bacterias. Empleando luz polarizada, observaron a las microzimas evolucionar por diferentes etapas de crecimiento bacteriano, incluyendo formas de bastón y esféricas. Al aislar tejido muerto de los organismos transportados por el aire, observaron que las microzimas poco a poco se volvían móviles, se unían en grupos y luego se convertían en bacterias. Se vio que actuaban como agentes fermentantes hasta que el tejido muerto se reducía a sus componentes químicos. Observaciones posteriores revelaron que las bacterias volvían a microzimas, aunque a veces en forma modificada.

Es un paralelismo directo con el modelo presentado por Reckeweg. Él había atraído la atención hacia el papel de las bacterias mientras liberaban enzimas que a su vez liberaban toxinas del tejido enfermo. Bechamp parece haber observado un fenómeno similar además de la observación de que las bacterias en verdad se desarrollan dentro del tejido bajo ciertas condiciones. A menudo se hace la pregunta de por qué los científicos médicos modernos no han observado fenómenos similares. Por muchas décadas se ha tenido la práctica de trabajar con tejidos muertos y teñidos empleando técnicas particulares en que la actividad enzimática no podría tener lugar debido al proceso del microscopio electrónico. ¿Cuántos científicos médicos han tenido la actitud de observar y esperar con la mente abierta para ver qué sucede al tejido vivo?

Los conceptos que tenemos sobre la inmunidad y la medicina preventiva adquieren un nuevo colorido cuando se examinan a la luz de estas observaciones de Reckeweg y Bechamp. Si las bacterias se pueden desarrollar de cuerpos diminutos dentro de la célula bajo ciertas condiciones, ¿cuáles son las condiciones que dan lugar a su evolución mórbida? Ya hemos discutido el papel de las toxinas en relación con el papel de las bacterias. El hecho de que etiquetemos a un conjunto particular de síntomas en relación con una fiebre no significa que la causa principal proceda fuera del sistema.

Bechamp actualizó más su teoría para sugerir que los gérmenes del aire habían evolucionado, de hecho, de las microzimas de animales muertos y restos humanos. Mantuvo que la tierra y el medio ambiente están cargados de microzimas en diversas etapas de desarrollo. Empleó su teoría para explicar por qué no todos en una epidemia se contagian de la enfermedad, señalando que si el factor externo fuera el principal criterio todos sucumbirían. Aquí están las palabras del mismo Bechamp de su libro *La sangre y su tercer elemento anatómico*:

> Vuelvo a las microzimas. Las he descrito desde el inicio como que son fermentos con forma desde el punto de vista químico y fisiológico, productoras de zimasas, a las que se llama fermentos solubles

y se ubican en la misma categoría que los fermentos con forma que son insolubles. En el aspecto biológico, las distinguí por ser de tal forma que con la evolución podrían convertirse en vibrionien (bacterias), un hecho que hemos visto que se verifica en todos los sentidos. Pero en los experimentos sobre alteraciones espontáneas, o fermentaciones, en que las microzimas se convierten en bacterias, hemos visto que se destruían y que aparecían vibrioniens cada vez más diminutos en su lugar, así que al final sólo quedaban de estas bacterias las formas más cercanas a las microzimas...

Además:

Estas investigaciones condujeron a un resultado de gran importancia; fue la demostración de que a lo que se llamaba y todavía se llama gérmenes del aire en esencia no son más que las microzimas de seres que han vivido pero desaparecido o que se están destruyendo ante nuestros ojos. De hecho, de acuerdo a experimentos precisos, he demostrado que las microzimas del aire son fermentos del mimo orden que los de caliza, de las rocas y del gis artificial; sólo variando con los lugares.[4]

En resumen, tal vez Bechamp fue el primero en notar el verdadero papel de las bacterias en relación con la salud y la enfermedad. Consideraba a las bacterias como algo muy relacionado con la bioquímica de las entidades vivientes y que tenían un papel en reducir el tejido muerto en componentes químicos simples. Ahora veremos brevemente la obra de otro extraordinario pionero que también hizo observaciones que se relacionan con el papel cambiante de las bacterias en relación con toxemia, salud y enfermedad.

Reich, vesículas de energía y "bacilos T"

Reich fue un científico médico de Alemania que se especializó primero en psiquiatría antes de trabajar en el campo de la microbiología. A finales de la década de 1930, mientras trabajaba en Noruega, Reich descubrió la existencia de una energía a la que llamó Orgón. Diseñó el siguiente protocolo para liberar esta ener-

---

[4] Bechamp, A, *The Blood and Its Third Anatomical Element*. Jahn Ouseley (London, 1912) out of print, 337, 342.

gía. Se calentaban partículas de tierra o arena a una incandescencia blanca y luego se sumergían en una solución de cloruro de potasio y medio de cultivo. Al examinarlo con un aumento de 2-3000x, se veía que se formaban vesículas azul brillante casi de inmediato en la solución. Se descubrió que estas vesículas medían un micrón de diámetro y daban tinción de Gram positivo. Reich tuvo cuidado en distinguir el movimiento de estas partículas del tipo al azar que se conoce como movimiento browniano y que es resultado de influencias externas sobre las partículas. Llamados por Reich "biones azules", se descubrió que las vesículas de energía tenían un ritmo particular de detención e inicio de su pulsación.

Se mantuvieron cultivos de biones azules en el laboratorio por algún tiempo y se notó que despedían un tipo de radiación que parecía una niebla azul en el laboratorio. Se vio que el personal del laboratorio emitía este mismo tipo de energía por algún tiempo. Se irritaban los ojos de las personas del laboratorio si se exponían a luz solar intensa y la piel estaba bronceada como si fuera por luz solar. Un intento de medir la radiación con los medios usuales y un electroscopio no tuvo éxito. Aunque parezca mentira, la radiación se podía medir indirectamente exponiendo primero guantes de hule a los cultivos. Se recordará al lector el efecto del hule y los polímeros en relación con la fuerza etérea de Reid. Reich parece haber encontrado una forma de liberar la fuerza etérea de la materia y de concentrar esta fuerza.

Después de más experimentos, Reich descubrió que este tipo de energía estaba presente en todas partes del espacio y llegó a la conclusión, como han hecho los filósofos de Oriente por muchos siglos, de que emana originalmente del sol. Reich construyó instrumentos simples para acumular la energía para uso en la terapia. Estos acumuladores de Orgón consistían en capas de metal y sustancia orgánica como madera. La capa interna siempre era metal y la externa orgánica. Numerosas pruebas con pacientes de cáncer mostraron que cuando se ponía por un periodo en el acumulador cada día, el contenido de hemoglobina de la sangre de pacientes anémicos mejoraba drásticamente sin terapia de hierro en unas cuantas semanas.

Reich investigó la sangre al microscopio para valorar lo que estaba sucediendo en el acumulador de orgón. La sangre saludable se fragmentaba con autoclave y luego se cultivaba. Al observar la sangre a gran aumento se descubrió que la sangre daba lugar a biones azules. Los biones parecían ser una forma materializada de la energía etérea. Cuando se llevaba a cabo el mismo proceso con sangre de personas enfermas se descubría que revelaba una masa de bacterias a las que Reich llamó "bacilos T". En experimentos posteriores, Reich mostró cómo los biones azules y los "bacilos T" tenían un tipo de polaridad, y cada uno era hostil al otro. Los "biones azules" tenían la capacidad de quitar la energía a los "bacilos T". Los pacientes enfermos en los acumuladores de Orgón tenían su sangre recargada con energía o éter y esto se manifestaba a nivel de la sangre como la presencia cada vez mayor de biones azules en lugar de "bacilos T".

Se encontraron "bacilos T" en pequeñas cantidades en la sangre y tejidos de la mayoría de las personas, pero al aumentar la patología, se formaban grandes números. Las bacterias tienen sólo 0.2 micrones de longitud y en consecuencia sólo se pueden observar bajo un aumento de más de 2000x. En concordancia con los principios básicos de la curación natural, Reich comprendió la enfermedad crónica como un proceso degenerativo y putrefactivo gradual de los tejidos del cuerpo, después de una contracción del sistema nervioso autónomo. Su secuencia para la enfermedad tenía que ver con represión emocional, luego un encogimiento del sistema nervioso autónomo, disminuyendo la energía vital, y terminado en la fragmentación de las proteínas del cuerpo que daban como resultado la putrefacción con la formación de grandes cantidades de "bacilos T". Se observó que los biones azules tenían un efecto paralizante en el "bacilo T" pero conforme progresaba la enfermedad, el "bacilo T" predominaba poco a poco.

En su libro, *La Biopatía del Cáncer*, se describen observaciones y experimentos posteriores en que Reich observó que después de la desaparición de los biones azules en los tejidos en degeneración, aparecían células con forma de garrote y caudadas con movilidad. Se les consideraba precursoras de las células de cáncer. Se observaba un movimiento lento y espasmódico con contracción rítmica de estas células con una ampliación de más de 3000x. Se notó que estas células se infiltraban y causaban la desintegración del tejido a su alrededor, el cual más adelante se convertía en tejido de cáncer.

Se consideraba que la etapa final era la licuefacción del plasma y la aparición de protozoarios amiboideos fluidos y en esta etapa por lo general termina la vida.[5]

Las observaciones de Reckeweg cuando describe el proceso de inflamación y enfermedad encuentran un eco en la obra de Reich. Reckeweg estaba describiendo el papel de una clase diferente de bacterias en su descripción del proceso inflamatorio de las observadas por Reich. Como científico médico y naturópata, estaba más interesado en el movimiento hacia la salud del organismo y en el proceso como tiene lugar en la fiebre y la inflamación. Es notable que Bechamp y Reich observaran la evolución de bacterias de una forma a otra de acuerdo a la salud del huésped. Una vez más, la ciencia moderna tiende a ignorar el flujo de los eventos y observa a las bacterias aisladas de su estado previo o futuro. No existe un reconocimiento general de la enfermedad como proceso que se forma desde el interior de la persona. Reich y Bechamp estaban interesados en los procesos de putrefacción en la naturaleza y cómo se manifiestan en la enfermedad humana como una disolución gradual que implicaba un cambio en la situación bacteriana desde dentro del cuerpo.

En la obra de Reich tenemos un paralelismo extraordinario con la obra de de Bechamp. Ambos científicos observaron a las bacterias como algo que existía y se desarrollaba desde dentro de las células en lugar de verlas como una infección desde el exterior. En cuanto a la filosofía naturopática básica, también está el descubrimiento de Reich de que la disminución de la energía o la vitalidad (orgón) dentro de un organismo vivo está en proporción directa al aumento de bacterias. También nos damos cuenta de la relación entre el orgón y la obra de Reid, quien examinó la fuerza llamada éter como algo que tal vez influía en todos los organismos vivos. Ambos científicos consideraban al "éter" u "orgón" como que impregnaba todo el espacio y que tenía una influencia directa en lo que sucedía a nivel celular.

Como con la obra de Bechamp, la gente se pregunta por qué ningún otro científico médico notó los "biones azules", los "bacilos T" y la aparición de las formas bacterianas y protozoarias que notó

---

[5] Reich, W., *The Cancer Biopathy*. Farrar, Strauss and Giroux (New York, 1923).

Reich en el proceso patológico. En tanto los científicos médicos continúen viendo las enfermedades como entidades aisladas que se cree proceden de fuera del organismo, continuarán haciendo observaciones aisladas de la secuencia de salud y enfermedad. Otros científicos médicos con un marco de referencia amplio han duplicado la obra de Reich. He observado el procedimiento relativamente simple de cultivar "biones azules" a partir de sangre sana. El trabajo de laboratorio en relación con la enfermedad y la salud tiende a tener lugar de acuerdo a nuestro marco de referencia.

Como psiquiatra, Reich estaba particularmente interesado en el estado emocional de sus pacientes de cáncer y cómo se relacionaba esto con los procesos de la enfermedad degenerativa. Consideraba la pulsación biológica como la cualidad saludable fundamental de los organismos vivos. Consideraba la represión emocional, en particular en la esfera sexual, como la causa de una contracción gradual del sistema nervioso autónomo con la coincidente falta del flujo normal de energía a todos los tejidos. Tal vez en su énfasis sobre el reflejo orgásmico, Reich exageró el aspecto sexual de la salud e ignoró la relación más amplia del flujo de energía y salud que se ha explorado en la filosofía oriental por miles de años. Es interesante cómo los pioneros, a pesar de su amplitud de visión e iluminación mental, tienden a tener "anteojeras" en un área particular. Es fundamental la relación entre la salud psíquica y el flujo de energía, sea que lo llamemos con el término sánscrito de "prana", o que empleemos los términos "orgón", "éter" o simplemente vitalidad. En la obra de Rudolf Steiner encontramos quizás el único modelo que ha mezclado sistemáticamente la constitución psíquica interna con los dos polos de enfermedad aguda y crónica.

Enfoque médico antroposófico a la inflamación y las toxinas

Rudolf Steiner, místico y filósofo, elaboró un sistema único llamado medicina antroposófica que continúa prosperando, en particular en la Europa actual. Inusual como el siguiente modelo puede parecer en algunos aspectos, es de notar que bastantes médicos ortodoxos se han entrenado en esta escuela y logran excelentes resultados empleando hierbas, productos homeopáticos y otros enfoques sin medicamentos a la inflamación y la toxemia. En la medicina antroposófica, los dos polos fisiológicos se llaman el polo de los nervios y sentidos, y el polo metabólico. En la enfermedad, estos dos procesos se vuelven respectivamente los principios de esclerosis e inflamación. En la salud, el polo superior (sensorio) y las actividades inferiores o metabólicas están en equilibrio y se incrementan uno al otro. Estas actividades incluyen las dimensiones psíquicas del individuo y, en consecuencia, involucra a toda la persona. El polo sensorio es el vehículo para los sentimientos y la naturaleza pensante de la persona, y para el metabolismo y digestión saludables esto necesita integrarse con el cuerpo físico en una forma armónica.

De acuerdo a los médicos de la medicina antroposófica, las alergias surgen de una digestión inadecuada del alimento y las sustancias químicas que se introducen en el cuerpo cuando el polo metabólico no es dirigido adecuadamente por el sistema de nervios y sentidos. El proceso de inflamación tiene lugar como resultado del reingreso de la naturaleza astral o de los sentimientos de manera que penetre en forma más completa, estimulando la digestión de toxinas más adecuada, con lo que se restaura el equilibrio. El principio de esclerosis tiene el efecto opuesto a la inflamación cuando influye en el cuerpo con demasiada fuerza en ausencia de actividad suficiente del polo metabólico. Entonces, el efecto catabólico que es necesario en un nivel moderado para descomponer una sustancia que entra al cuerpo asume proporciones degenerativas y se manifiesta mediante la sedimentación de cristales y el endurecimiento de las estructuras del cuerpo: esclerosis. Con la ausencia final de cualquier influencia inflamatoria y un exceso del principio de esclerosis, tiene lugar el cáncer.[6]

Este modelo particular varía del anterior ya que se entiende que los procesos psíquicos del individuo tienen ingerencia directa en los procesos inflamatorios y degenerativos. Los procesos metabólicos y digestivos del cuerpo que descomponen y asimilan correctamente el alimento son resultado de un equilibrio correcto de pensamientos, emociones y sentimientos ya que subyacen o dirigen automáticamente el metabolismo físico del cuerpo. Se entiende que una falta de integración entre la naturaleza de los sentimientos y el

---

[6] Bott, V., *Anthroposophical Medicine*, Rudolf Steiner Press (London, 1978) ch. 6.

cuerpo (en otras palabras, los sentimientos repudiados) causa un movimiento hacia el polo degenerativo de la existencia con cáncer como el resultado final.

De nuevo, se considera que el proceso inflamatorio invierte las enfermedades escleróticas degenerativas y se dirige la medicina antroposófica en los casos de enfermedad maligna a despertar el proceso inflamatorio. Con este fin, no sólo se administran hierbas físicas y medicinas homeopáticas sino que se hace que el paciente se dedique a pintar, música y movimientos con música (euritmia) para entablar la naturaleza de los sentimientos en los procesos corporales. Se considera que las alergias son resultado de una debilidad en los procesos digestivos y metabólicos, por lo que el alimento o las toxinas del medio ambiente se mantienen "sin digerir", lo que da lugar a proteínas extrañas que luego actúan como alérgenos. Como en el modelo previo, no se considera que las alergias sean algo que afecta a la persona desde el exterior por azar o sólo por factores genéticos.

También podemos referirnos al modelo de Bevan Reid en el capítulo 4. Sus dos polos de coherencia y diferenciación podrían coincidir con la esclerosis e inflamación de la escuela de pensamiento antroposófica. Cuando las moléculas se acumulan en forma muy ajustada o coherente en los tejidos, Reid considera la posibilidad del cáncer. Considera la inflamación como un ejemplo muy apropiado de turbulencia con la que se puede fragmentar la coherencia y restaurar el equilibrio o flujo de energías a través del organismo.

El trabajo de los científicos descrito en este capítulo es controvertido dentro de la comunidad científica, pero siempre ha sido así para la vanguardia de la ciencia. Todos estos científicos, excepto Rudolf Steiner, se han entrenado en el marco ortodoxo de la ciencia médica que existía en su tiempo de vida. Cada uno estuvo involucrado en el nivel práctico de la salud y la enfermedad, y cada uno nos ha proporcionado un desafío para que consideremos la síntesis que es patente en sus diversas contribuciones.

Capítulo **10**

FACTORES SUBJETIVOS EN TOXEMIA Y DESVITALIZACIÓN

¿Por qué los terapeutas naturales están interesados en filosofía oriental, meditación y temas relacionados?, ¿cómo podemos influir en nuestra salud desde los niveles psíquicos de ser?, ¿qué relación tiene el cuerpo etéreo con nuestra psique y cómo el cuerpo etéreo y sus centros de energía, llamados chakras, influyen en la salud?

El reino etéreo: tema central de las terapias naturales

Hemos explorado el significado de la energía y la vitalidad en los capítulos 2 y 3. Ahora es apropiado describir el posible mecanismo para la recepción y transmisión de energías sutiles por todo el cuerpo físico. Estos conceptos llegaron originalmente de Oriente pero en la actualidad se aceptan ampliamente por cifras cada vez mayores de personas de Occidente. En particular, los terapeutas naturales tienden a estudiar este tema ya que el tema central de terapias como hierbas, vitaminas, homeopatía y acupuntura parece estar más allá del cuerpo físico y en el reino etéreo.

De este molde o cuerpo etéreo, que se ha descubierto media entre las partes más subjetivas de nuestra psique y el cuerpo físico, parece surgir el modelo de crecimiento y recrecimiento o regeneración. La palabra regeneración se emplea aquí en su sentido más amplio para significar el proceso de curación. Después de observar cómo nuestros pacientes responden en primer lugar al proceso curativo con una experiencia de aumento de vitalidad y energía, el terapeuta está naturalmente curioso de explorar las filosofías médicas que enfatizan este aspecto. Se ha descrito suficiente evidencia médica en los capítulos 2 y 3 para asegurar la posible validez de considerar al cuerpo humano como algo que básicamente se ve influenciado en la salud y la enfermedad por campos de energía. En este momento, esos campos se pueden expresar sólo en términos eléctricos.

La enseñanza más lúcida e informativa sobre la estructura del cuerpo o constitución sutil procede de la enseñanza Transhimalaya que se llevó a Occidente a principios del siglo pasado con los escritos de H. P. Blavatsky.[1] Alice Bailey continuó con esta misma enseñanza por treinta años ente 1920 y 1950.[2] Durante ese tiempo y después, muchos escritores, maestros y estudiantes han creado sus propias versiones y compilaciones que, con pocas excepciones, no añaden nada significativo a las versiones originales. Una revisión rápida de las listas de las principales editoriales revelará la gran popularidad de estos temas esotéricos en la actualidad. Ningún tratado sobre la curación holística debería evitar alguna inclusión de esta enseñanza sobre el cuerpo etéreo.

Funciones del cuerpo etéreo

El cuerpo etéreo tiene tres funciones principales. En primer lugar, es el mediador ente la naturaleza subjetiva de emociones, sentimientos, pensamientos, esencia espiritual y nuestro cerebro físico. En segundo lugar, recibe, asimila y distribuye la energía o prana del sol a todas las partes del cuerpo físico. En tercer lugar, proporciona el modelo para el crecimiento y el recrecimiento o curación para todas las células y tejidos físicos del cuerpo.

Durante las últimas décadas de actitudes materialistas, se ha aceptado en general que la mente es un producto del cerebro. Sólo hace poco, con la recopilación de información de experiencias fuera del cuerpo, incluyendo las de la muerte, y con la investigación y especulación reciente sobre la función del cerebro, se ha dedicado más pensamiento a otros modelos para la interacción de mente y cuerpo.[3] El cuerpo etéreo es la parte sutil de la anatomía física y

---

[1] Blavatsky, H. B., *The Secret Doctrine*. Theosophical Publishing House (London, 1950).
[2] Bailey, A. A., *Esoteric Healing*. Lucis Press (London, 1953).
[3] Wilbur, K. (ed.), *The Holographic Paradigm and Other Paradoxes*. Shambahla (London, 1982) ch. 2.

de la fisiología que recibe y transmite pensamientos, sentimientos e impulsos espirituales a la conciencia del cerebro físico.

¿Qué sucede si este importante vínculo de conexión se endurece, engrosa o disipa? Es en esto que el estilo de vida y las terapias naturales se vuelven relevantes. Los factores que tienen influencia directa en el cuerpo etéreo son aire fresco, luz solar, nutrición, caminar, relajación y meditación. Se puede modificar el nivel etéreo de nuestro ser durante una vida, sea en sentido positivo o negativo. Una persona nacida con una herencia de mala salud y con cuidados inadecuados cuando niño tenderá a crecer con diversos miasmas (ver el próximo capítulo) injertados en su vehículo etéreo. Como adulto joven, comienza a responsabilizarse por su propia salud. Su naturaleza etérea empezará a volverse refinada, fuerte y elástica cuando mejora la nutrición, trabaja en sus tensiones psicológicas y se crea un estilo de vida saludable. Esto abarca relajación, baños de sol moderados y ejercicio además de un enfoque meditativo o reflexivo hacia la vida. El sistema inmune se volverá más fuerte y desaparecerá la tendencia a las infecciones. Presentará una mayor resistencia para el trabajo, tanto físico como mental.

También podemos visualizar la situación inversa. Una persona nacida con una constitución hereditaria apropiada y a la que se dio un cuidado razonable en la infancia puede formar hábitos de ingerir alimentos chatarra y fumar al final de la adolescencia. Tender a estar levantado a altas horas y disiparse yendo a fiestas con regularidad donde se consuman cantidades liberales de alcohol. Su estilo de vida errático causa tensiones psicológicas en la vida laboral y se presentan diversas presiones emocionales. La red etérea se engrosa y vuelve tosca en forma gradual y disminuye la energía que por lo general fluye por los nervios y el cerebro. Se produce una secuencia de depresión y los impulsos más elevados que tenderían a alentar a la persona a integrarse son incapaces de penetrar a la conciencia del cerebro.

Se establece un círculo vicioso en el que entre más empeora el estilo de vida, más difícil es para la persona romper el ciclo destructivo. Las terapias naturales pueden ser de gran ayuda para romper este ciclo y dar a la persona un inicio nuevo hacia la salud etérea mientras trabajan en su estilo de vida. Se emplea el complejo de Vitamina B para tonificación general de los nervios, Vitamina C para desintoxicación de sustancias químicas, tabaco y alcohol, hierbas para limpieza del sistema linfático y remedios florales de Bach y otras esencias de flores para desequilibrio emocional. Tanto los remedios homeopáticos como las esencias florales tienen un efecto directo en el cuerpo etéreo, mientras que vitaminas y hierbas tienen una acción refleja o indirecta.

Los individuos tienden a moverse hacia un engrosamiento de la red etérea o hacia la disipación. En el segundo caso, el problema se puede manifestar como un colapso nervioso o cansancio extremo con tensión nerviosa. Si no, puede haber un engrosamiento en un área que corresponde a órganos físicos particulares, como el cerebro o hígado, y el adelgazamiento de otra área. Si lo etéreo está detenido demasiado cerca de lo físico, tendrá lugar una sobreestimulación del sistema nervioso con tensión y presión nerviosa, e insomnio. Es más probable que esto ocurra en estas personas con disipación de la estructura y energías etéreas.

Al observar la segunda función de recepción y distribución de energía, esta habilidad dependerá de la salud y el tipo de vehículo etéreo. Algunas personas absorben y distribuyen energía en forma mucho más efectiva que otras y esto a su vez condiciona el sistema nervioso y todas las funciones corporales. La energía se recibe por tres centros de distribución en el cuerpo etéreo llamadas el triángulo pránico. Estos centros consisten en el centro del bazo, un centro cerca del diafragma y uno entre los omóplatos. Debido al estilo de vida y ropa de los occidentales durante los últimos siglos, estos centros a menudo se han encogido y situado en lugares equivocados. La detención de la energía no siempre es adecuada. Tomar sol con moderación y el énfasis en las actividades en el exterior mejora la salud etérea de muchas personas.

La densidad real del vehículo etéreo, aparte del triángulo pránico, varía considerablemente de persona a persona. Una estructura flexible causará que la energía se absorba con rapidez y se pierda con la misma facilidad, causando que el individuo se sienta agotado. Esta situación tiende a presentarse en algunos occidentales que viven en zonas tropicales. Las personas nacidas en estas áreas tienden a estar más adaptadas a la situación. Los hábitos generales del estilo de vida, como nutrición, contaminación, tomar sustancias adictivas y el estado psicológico condicionarán el cuerpo etéreo y su capacidad para la recepción de energía.

Si el cuerpo etéreo está conectado en forma demasiado flexible con el cuerpo físico, habrá una falta de la energía que fluye por el sistema nervioso físico con agotamiento y debilidad en órganos particulares. Una manifestación temporal, con la retirada de lo etéreo de lo físico, ocurre en forma parcial en laringitis y en forma más sistémica con un anestésico general. En la pérdida de la conciencia durante un desmayo, epilepsia o anestesia general, el cuerpo está "sin sentido" temporalmente. Ésta es una frase coloquial pero expresiva para un estado de impotencia del sistema nervioso central. La parte autónoma o más automática del sistema nervioso continúa con las actividades que por lo general no están bajo el control de la voluntad, como latido cardiaco, respiración y secreción hormonal.

La tercera función de lo etéreo es proporcionar el modelo o andamiaje alrededor del cual tiene lugar el crecimiento o recrecimiento. Es este aspecto el que se discutió antes en los capítulos 2 y 3 en relación con las observaciones que llevaron a cabo los científicos Burr, Reich, Becker, Sheldrake y Reid. Este papel en particular del vehículo etéreo se asocia íntimamente con el efecto de la medicina natural. Las terapias naturales fortalecen, refinan y balancean las energías y el modelo etéreos además de ampliar la relación entre los cuerpos etéreo y físico. Esto tiene como resultado la experiencia de mayor vitalidad, inmunidad, relajación y una sensación general de bienestar.

Estructura del cuerpo etéreo

A veces se define al cuerpo etéreo como que consta de un filamento largo de luz y energía que adopta la forma de una red de luz que subyace a la estructura física. Se ha mencionado el factor de acondicionamiento que se deriva del estilo de vida. Detrás de este factor está uno más significativo. Nuestra sustancia etérea está condicionada desde el nivel de ser en que se concentra nuestra conciencia. En consecuencia, es necesario incluir aquí una breve descripción de los siete niveles de conciencia que forman el campo de la vida y las aventuras humanas.

La mayoría de los estudiantes de filosofía oriental acepta que existen siete planos en el universo. Comenzando en el fondo (que es el más cercano a nuestra conciencia cerebral), tenemos los tres planos que se relacionan con nuestra vida como personalidad: los planos físico, astral y mental. Éstos tienen que ver con nuestras sensaciones corporales, sentimientos y emociones, y pensamientos. La principal diferencia entre la psicología de Oriente y Occidente es que en Oriente se describe un mecanismo definido para los pensamientos y sentimientos. En consecuencia, no existe el problema de a cuál parte del cerebro están unidos los pensamientos y las sensaciones. Se entiende que una persona tiene un vehículo para los sentimientos y otro para los pensamientos, que penetran ambos el cuerpo etéreo y físico. Se considera que el cerebro es más como un transmisor o terminal de computadora que como órgano de pensamiento, razonamiento y memorización en sí.

Aquellos individuos que han estudiado y aceptado las enseñanzas orientales pueden considerar desde una perspectiva diferente las experiencias transpersonales, fuera del cuerpo, al borde de la muerte y después de la muerte. Se entiende que la entidad de sentimiento y pensamiento que comprendemos como ser humano pasa por ciclos en repetidas ocasiones por esos tres planos inferiores mediante el proceso llamado reencarnación. Las cualidades de cada encarnación se almacenan dentro del cuerpo espiritual permanente, al cual se llama cuerpo del alma. El alma reside en los niveles más elevados del plano mental y cada vez condiciona más la conciencia etérea y física, una vez que un individuo empieza a responsabilizarse por su personalidad en todas sus facetas. La meditación y otras prácticas espirituales son ayudas para alcanzar la conciencia del alma, lo cual por último produce una salud perfecta cuando el alma se fusiona con la vida de la personalidad.

Los cuatro planos más elevados del universo avanzando hacia arriba son Búdico, Átmico, Monádico y Anupadaka o plano de lo Divino. El plano Búdico es el centro de atención del amor y la sabiduría, y de todos los seres con iluminación espiritual. El plano Átmico es el plano de la voluntad espiritual, y el plano Monádico es aquel en que reside nuestra esencia espiritual más elevada. A estos cuatro planos más elevados se les llama éteres cósmicos y cuando los individuos se abren a sí mismos mediante la meditación y el servicio a estos niveles, poco a poco condicionan el cuerpo etéreo individual hasta que es capaz de transmitir estas energías espirituales hacia el medio ambiente. Todos los grandes maestros, como Buda y Cristo, son transmisores de energías espirituales hacia el medio ambiente mediante sus formas físicas, astrales y mentales perfeccionadas.

En consecuencia, nuestro modelo incluye el concepto de que nuestra salud física está condicionada por el cuerpo etéreo que a su vez está condicionado por cualquier nivel o niveles en que esté concentrada nuestra conciencia. Podemos visualizar una transmisión continua de energías de un nivel a otro, con el cuerpo físico como la estación receptora final.

Los medios para transmitir energías a través del cuerpo etéreo ocurren a través de centros llamados chakras, que es una palabra sánscrita que significa rueda. Estos centros se encuentran dentro de la sustancia etérea y se forman de los hilos de energía que cruzan muchas veces. Cuando la energía cruza veintiún veces, se forman los siete centros más importantes. También existen diversos centros secundarios como los descritos en relación con el triángulo pránico. Otros centros secundarios son los que se asocian a ojos, oídos, órganos digestivos y riñones. Cientos de pequeños centros están representados por los puntos de acupuntura tradicionales. Cada uno de los siete centros principales se asocia con uno de los siete planos de conciencia y cada uno en el extremo físico llega al exterior a través de una glándula endócrina. Nuestra salud física está íntimamente ligada a la función y equilibrio de los centros de energía.

Los problemas con los centros de energía pueden tener lugar de diferentes maneras. Puede haber un problema en la psique relacionado con pensamientos y sentimientos y esto distorsionará el centro desde el lado interno. Puede haber un problema en la salida hacia el cuerpo físico y puede ser una acción refleja que se base en un problema hereditario con una glándula endócrina ligada a un centro particular. Una actividad excesiva o deficiente en un centro afectará todos los otros centros en cierta medida. En el diagrama "Los Centros de la Energía", se muestran los centros con sus respectivas glándulas y estructuras anatómicas asociadas. En la persona promedio, los centros por debajo del diafragma son los más activos y corresponden a la vida de la personalidad y a sensaciones, sentimientos y pensamientos concretos. Los centros por encima del diafragma se activan en forma gradual conforme resolvemos nuestros problemas de personalidad e invocamos el amor incluyente, la actividad discriminatoria inteligente y la voluntad espiritual en nuestras vidas.

Todos los problemas de salud involucran los centros en cierta medida y son un factor condicionante mayor dentro del cuerpo etéreo para las condiciones físicas. Son responsables de conducir la energía hacia la glándula, órgano y tejidos que se le asocian y, en consecuencia, demasiada o muy poca energía afectará la fisiología, anatomía y bioquímica. No se puede exagerar la importancia de dar equilibrio a los centros mediante un estilo de vida rítmico, una psique saludable y la actitud correcta hacia la vida.

Los centros y su función en la salud y la enfermedad

Examinaremos los chakras en primer lugar desde el punto de vista del desarrollo y desenvolvimiento humano y en segundo lugar desde el punto de vista de los problemas de salud que pueden surgir cuando el desenvolvimiento se bloquea, es espasmódico o prematuro. Este modelo permitirá al lector comprender la relación entre chakras, planos, glándulas, órganos y los estados de enfermedad. Necesitamos recordar una cadena cuando pensamos en el efecto de los chakras en la salud y la enfermedad y esta cadena fluye como sigue: pensamientos – sentimientos – chakra – sistema nervioso-glándula endócrina – sangre – tejidos. Puede haber un problema en cualquier punto de la cadena ocurriendo una acción refleja en otras partes del flujo. Seguiremos la pista a los siete chakras principales de abajo hacia arriba y presentaremos una perspectiva general. Los libros de Karagulla, Tansley y Lansdowne proporcionarán al lector información adicional en esta área.[4]

---

[4] Karagulla, S., *Breakthrough to Creativity*. De Vorss and Co. Inc. (California, 1967); Tansley, D., *Chakras, Rays and Radionics*. C. W. Daniel and Co. (Essex, UK, 1984); Lansdowne, Z., *The Chakras and Esoteric Healing*. Samuel Weiser (Maine, 1986).

FACTORES SUBJETIVOS EN TOXEMIA Y DESVITALIZACIÓN

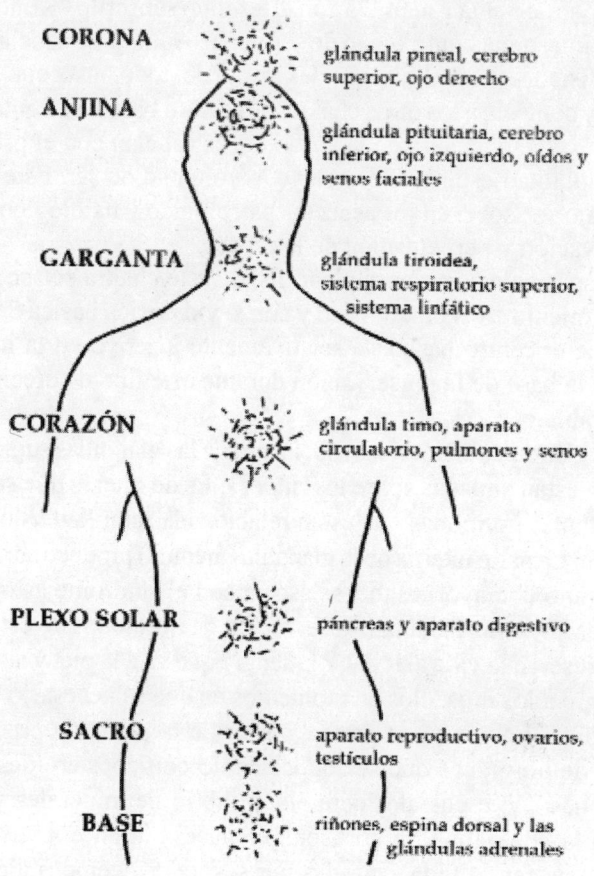

CORONA — glándula pineal, cerebro superior, ojo derecho

ANJINA — glándula pituitaria, cerebro inferior, ojo izquierdo, oídos y senos faciales

GARGANTA — glándula tiroidea, sistema respiratorio superior, sistema linfático

CORAZÓN — glándula timo, aparato circulatorio, pulmones y senos

PLEXO SOLAR — páncreas y aparato digestivo

SACRO — aparato reproductivo, ovarios, testículos

BASE — riñones, espina dorsal y las glándulas adrenales

El chakra base

El chakra base se asocia con el plano físico y está situado posterior a la columna vertebral en el área del cóccix. Este chakra alberga el fuego que se llama a menudo con el término sánscrito "Kundalini", que se interpreta como fuego de serpiente. Aunque se asocia con el plano físico, este chakra no se desarrolla del todo hasta que se despierta y controla a los otros chakras. El centro base y su contraparte más elevada, el chakra de la coronilla, se asocian con el principio de la voluntad espiritual e incluye la voluntad de ser. Este centro más bajo se asocia en los aspectos psicológico y fisiológico con la preservación y perpetuación de la especie.

En su asociación con el plano físico, este chakra se asocia con el nacimiento en el plano físico y con la vida física básica del niño. Aunque el centro base está relativamente inactivo en la infancia aún es la base de la preservación durante este tipo de crecimiento vulnerable.

Las glándulas endócrinas asociadas son las glándulas suprarrenales que están situadas sobre los riñones. Es de interés que secretan importantes hormonas que están relacionadas con la tensión en el sistema. La parte interna de la glándula (médula) produce adrenalina que, como la mayoría sabe, se asocia con el síndrome asustarse o escapar. En otras palabras, la secreción de hormonas de esta glándula preserva la vida al reducir la sangre que va a la piel y aumentar la sangre a los músculos en momentos en que es necesario huir de inmediato. La corteza o parte exterior de la glándula produce el grupo de hormonas que se conoce como corticoesteroides. Estas hormonas son esenciales para el equilibrio de minerales y agua. Como la adrenalina, la cortisona es necesaria en circunstancias que amenazan la vida causadas por severas reacciones alérgicas, como picaduras de insectos, infecciones severas y graves ataques asmáticos.

El aspecto psicológico que se asocia con este centro de energía es la preservación de la vida mediante el instinto reproductor. La preservación en un sentido físico también es mediada por las glándulas suprarrenales asociadas, las cuales secretan hormonas para mantener al cuerpo en equilibrio en momentos de tensión. Si esta función disminuye o se activa en exceso surgen varios problemas.

La adrenalina sin usar de la tensión moderna a menudo ya no tiene una salida física y en la actualidad se sospecha que es un factor que contribuye al cáncer. Con mayor frecuencia, este tipo de tensión puede manifestarse como presión sanguínea alta y esta forma esencial de hipertensión podría no tener relación alguna con el endurecimiento de las arterias. A menudo aparece en personas de veintitantos años. En estos casos podríamos decir que el chakra base es demasiado activo.

Los órganos y tejidos físicos relacionados para este centro son riñones, glándulas suprarrenales, uréteres, vejiga, columna vertebral y órganos genitales. Ciertos tipos de presión sanguínea alta que tienen que ver con problemas renales son resultado de desequilibrio en este centro. De la misma manera, una presión sanguínea muy baja puede tener su causa en un centro poco activo. La enfermedad de Addison es un ejemplo extremo en que la presión de la sangre es lo bastante baja para amenazar la vida y en la actualidad se cree que es un trastorno autoinmune en que anticuerpos destructivos pueden causar cambios estructurales en la sustancia de los riñones. Los problemas físicos con órganos genitales, riñones y columna vertebral pertenecen a este centro pero los problemas sexuales que por lo general son psicológicos, se relacionan más correctamente con el siguiente chakra hacia arriba: el centro sacral.

El centro sacral

Este centro está situado en la base de la columna lumbar y se asocia con la parte sutil del nivel físico a la que se llama nivel etéreo. En consecuencia, se asocia con la fuerza de vida o la energía vital que subyace al cuerpo físico. En el niño en crecimiento este chakra se desarrolla desde el nacimiento hasta la edad de siete años. Durante esta etapa, la preservación de la vida es el principal énfasis y el niño se ocupa principalmente de la comida y la comodidad. Es un momento de la vida cuando el vehículo etéreo o la parte sutil del cuerpo físico se organiza y hay un gran énfasis en el crecimiento y el desarrollo físico. El desarrollo de una inmunidad saludable se relaciona íntimamente con la salud de lo etéreo durante estos años. Por esta razón, los terapeutas naturales enfatizan mucho el uso de hierbas, vitaminas y remedios homeopáticos apropiados durante todos estos años, para regular, fortalecer y purificar lo etéreo en relación con cualquier problema hereditario. Esto no significa que no se pueda ayudar a lo etéreo en una etapa posterior sino que es mucho más fácil durante los primeros siete años de vida.

Los aspectos psicológicos de este centro de energía se relacionan con nuestros apetitos por alimento, comodidad y sexo. Las glándulas endócrinas que se relacionan con el centro sacral son las gónadas: testículos en el hombre y ovarios en la mujer. Los órganos y tejidos físicos asociados son los órganos reproductores en ambos sexos y las piernas. Existen centros menores relacionados en el área de caderas, rodillas y pies. La actividad deficiente o excesiva del centro sacral puede producir problemas con cualquiera de estos órganos. Ejemplos de enfermedades son quistes y tumores ováricos y testiculares, trompas de Falopio bloqueadas, glándula prostática agrandada, fibroides uterinos y cáncer de estos órganos.

En cuanto a nuestro crecimiento psicológico y espiritual, aprendemos poco a poco a controlar y dirigir de forma creativa las energías etéreas y físicas dentro de nosotros y del medio ambiente. Una buena pista para la actividad de este centro se señala por nuestra habilidad para atraer y manejar dinero. La actividad deficiente del chakra sacral tiene como resultado no sólo tipos de impotencia sexual sino que produce una incapacidad para ganar dinero y emplearlo para propósitos egoístas o generosos. Es apropiado que el metal oro sea un símbolo para el centro sacral. La actividad excesiva podría producir una actividad sexual excesiva y un énfasis excesivo en los valores materiales en general. Todos los problemas sexuales se relacionan con desequilibrio en este centro.

Es interesante observar cómo el énfasis en los centros cambia en la humanidad como un todo y cómo afecta nuestra salud. En los últimos cien años desde la era victoriana, se ha liberado a la humanidad de muchos tabúes sexuales y se ha resuelto mucha mala salud psicológica por la represión y supresión sexual. Una sección de la humanidad ha permitido ya que el péndulo gire en la dirección opuesta y está dedicada a la gratificación sexual separada de consideraciones de cualquier aspecto más profundo de relaciones personales. Se emplean ciertas prácticas para fortalecer el estímulo sexual a niveles extraordinarios. Se ha demostrado que estas prácticas disminuyen la salud del sistema inmune. Existe especulación de que la creciente epidemia del SIDA (Síndrome de Inmunodeficiencia Adquirida), aunque ahora no se restringe a personas que se permiten una conducta promiscua, con seguridad ha recibido un buen impulso inicial por tal actividad. El SIDA se relaciona con el centro sacral, al igual que todas las enfermedades venéreas infecciosas. Otros problemas infecciosos relacionados con este centro son las verrugas genitales y el herpes.

En una escala global, este centro implica zonas de riqueza que indican que no se comparten los recursos globales. El desequilibrio del centro sacral dentro de la humanidad se expresa en los millones de personas hambrientas que, en la mayoría de los casos, también carecen de refugio y comodidades. Este desequilibrio en la energía de la vida planetaria está conectado con epidemias infecciosas en una escala amplia y también con excentricidades del clima, como tornados y huracanes. Cuando la mayor parte de la humanidad haya controlado el centro sacral, habrá riqueza y prosperidad universal y todos compartirán. En otras palabras, se producirá un flujo constante de vitalidad y fuerza de vida (simbolizada por el dinero) en todo el planeta.

La contraparte más elevada del chakra sacral es el centro de la garganta y cuando se activa, las energías del centro sacral son atraídas hacia arriba y las regula el chakra de la garganta. Entonces se emplean las energías del chakra sacral para proporcionar los medios físicos de expresar la creatividad mental y para hacer realidad nuestros planes. En consecuencia, es importante que las energías sacrales no se supriman sino que se empleen con inteligencia para servicio del todo.

El plexo solar

La persona promedio se concentra en este centro y, por lo tanto, es un factor condicionante importante para la enfermedad en el hombre moderno. El plexo solar está situado a nivel de las vértebras doce torácica y primera lumbar y se relaciona con el plano astral, proporcionando la puerta a este nivel de sentimientos y emociones. En el niño en crecimiento, se alcanza una cima de la comprensión de la conciencia de este nivel entre las edades de siete y catorce años. Por esta razón, algunos educadores habían enfatizado la necesidad de niños en el grupo de esta edad para desarrollar por completo todas estas actividades artísticas que pueden imponer un ritmo saludable en la naturaleza de los sentimientos. Por ejemplo, en las escuelas de Rudolf Steiner se enfatiza música, pintura y otras actividades artísticas, y los intereses estrictamente mentales no se enfatizan hasta la escuela secundaria. Esto es para prevenir un bloqueo en los ritmos astrales normales del niño que en la vida posterior podría afectar gravemente el flujo de energías y que termine en una enfermedad.

Es obvio que muchas personas se atoran en esta etapa del desarrollo emocional. En los últimos treinta años ha tenido lugar una creciente conciencia dentro de la humanidad respecto a la necesidad de desbloquear las emociones y permitir que los sentimientos se expresen con libertad. Hemos sido testigos de la explosión de grupos de terapia que llevan a cabo personas entrenadas y sin entrenar. Como con la mayor conciencia del centro sacral y su expresión sexual, la humanidad en algunos casos se ha ido al otro extremo en la expresión de la libertad mediante el plexo solar. El mayor énfasis en el sensacionalismo en arte, teatro, películas y programas de televisión, además de la violencia de la vida contemporánea en general, indica una actividad desenfrenada del plexo solar.

Como con el centro sacral, es en la consideración de la contraparte superior del plexo solar que podemos ver un control inteligente sin la supresión de este centro. Esto se discutirá en el centro del corazón. El plexo solar responde a todo sentimiento y deseo sin importar lo sutil que sea. A menudo actúa en unión muy estrecha con el centro sacral de manera que la persona promedio es regida por deseos relacionados con las posesiones materiales y con los apetitos que se discuten en cuanto al chakra sacral. Deseos más sutiles involucran prestigio, ambiciones, reconocimiento e incluso podemos incluir aquí el deseo de una experiencia y maestro espirituales. No es sorprendente con el énfasis moderno en los bienes y valores materiales, que a la persona promedio se le clasifique como un individuo solar y sacral.

El plexo solar actúa como cámara de compensación para todos los chakras menores y para los chakras mayores bajo el diafragma. Cuando las energías se elevan más allá del diafragma, hay un periodo temporal de gran alteración que a menudo implica problemas con los órganos asociados de la digestión. Una vez que la personalidad se integra, el plexo solar reúne las energías y se pasan a los centros por encima del diafragma.

La glándula endócrina que se asocia a este centro es el páncreas, un órgano digestivo importante que tiene secreción exócrina (externa) y endócrina u hormonal. El jugo pancreático es una secreción digestiva que se encarga de grasas, carbohidratos y proteínas. La hormona insulina es responsable de balancear la concentración de azúcar en sangre, y si es insuficiente, se produce la enfermedad conocida como diabetes. En general, podríamos decir que si es insuficiente la energía que fluye por el plexo solar, los órganos digestivos estarán poco activos y el alimento no se digerirá o asimilará en forma correcta. Esto puede conducir a todo tipo de alergias y problemas del alimento sin digerir que actúa como irritante en el cuerpo. Además del páncreas, hígado, vesícula biliar, estómago, intestino delgado y sistema nervioso autónomo están muy relacionados con el plexo solar.

En términos de problemas de salud, en lugar de que el centro esté muy activo o muy poco activo, la acción del centro es a menudo espasmódica. Esto da un desequilibrio a todas las actividades digestivas y, como ejemplo típico, explica por qué es tan difícil estabilizar a algunos diabéticos. Otro ejemplo clásico sería diarrea que se alterna con estreñimiento, y los eslóganes de la medicina moderna de colon espástico y síndrome de intestino irritable concuerdan con las irregularidades del plexo solar. Otros problemas comunes que surgen del plexo solar son cálculos biliares, úlceras estomacales, colitis ulcerativa, dispepsia, flatulencia, cólico y diversos problemas asociados con asimilación y absorción. Muchas personas también tienen dolor en el área del plexo solar aunque no se pueda encontrar causa orgánica. Por lo general es un calambre en el centro mismo y es común en niños de edades entre cinco y nueve años. Los remedios de flores de Bach son excelentes para este problema.

Historial médico

El siguiente historial médico es un buen ejemplo para ilustrar la relación entre el chakra del plexo solar y la digestión. Melinda, de veintitrés años de edad, visitó nuestra clínica con síntomas de dolor de cabeza y dolor abdominal intermitente alrededor del ombligo. Dos meses antes de esta cita había sufrido envenenamiento por alimentos y a menudo encontramos que trazas de las toxinas continúan en el sistema incluso años después. Esto se puede determinar con el análisis Vega. El iris de Melinda tenía un tipo de fibra que se clasifica como neurogénico en la escuela alemana y a menudo indica factores psicosomáticos. El colon descendente estaba hinchado y ennegrecido de acuerdo al análisis del iris. El análisis Vega mostraba tensión en primer lugar en hígado, luego en intestino delgado y grueso, pero la "edad biológica" no era lo bastante alta para indicar alguna severidad de las toxinas residuales en el sistema. Historial médico, observaciones, análisis Vega y mi propia percepción indicaban que la causa básica estaba en el chakra del plexo más que en los procesos digestivos físicos.

El primer mes de remedios se ponderó con la meta de equilibrar el sistema nervioso y tonificar los órganos digestivos con fosfato de magnesio, complejo de Vitamina B y remedios homeopáticos para tonificar hígado e intestino y para eliminar toxinas de hígado y glándulas linfáticas. En su siguiente cita, después de dos semanas, Melinda informó no tener mejoría. Se cambiaron los remedios para poner mayor énfasis al aspecto nervioso y equilibrar el chakra del plexo solar. Con este fin, se incluyeron flores de Bach y remedios homeopáticos específicos y se repitieron el fosfato de magnesio, el complejo B y el tónico digestivo. En su tercera cita, Melinda informó una gran mejoría y sólo tuvo un calambre del plexo solar después de una alteración emocional. Se continuó con los remedios con cambios menores.

En la cuarta cita, Melinda no había tenido recaída a su estado original pero estaba preocupada de que todavía tenía algunos dolores. Yo estaba más convencida de que el dolor era causado por calambre del plexo solar que era resultado de problemas emocionales. Comencé a explicar la posible relación entre ansiedad, temores, plexo solar y dolor. Al principio se resistió con vigor a cualquier sugerencia de que debería existir un factor emocional, casi con algo de beligerancia. Cuando sentía que no iba a llegar a ninguna parte y que tendría que seguir un camino totalmente nuevo, Melinda explotó, diciendo que todo era culpa de su hermano.

Entonces resultó que tenía un hermano muy trastornado que estaba en problemas con la ley y que no se le podía manejar en la casa. Su privacidad y posesiones estaban en riesgo periódicamente y esto la había trastornado mucho.

La madre de Melinda esquivó la discusión del problema, la cual adoptó una actitud muy filosófica y de no confrontación hacia su hijo. La madre y la hija hicieron y aceptaron sugerencias de que asesoría con regularidad podría tener valor. Se continuó con los remedios físicos. Unas semanas más tarde, Melinda llamó por teléfono y afirmó que estaba totalmente curada y que no necesitaba volver a la clínica de nuevo. Le pregunté si se había sometido a alguna asesoría y afirmó que no era necesario ya que había decidido que no la molestaría la conducta de su hermano.

Si los aspectos físicos del caso hubieran sido los únicos aspectos en tratamiento, incluso la adición de remedios florales de Bach con su acción directa en los chakras hubiera sido insuficiente en un caso así. Había presión constante del aspecto subjetivo de la psique en el plexo solar y esto causó lo que parecía ser dolor físico cuando se interpretaba en el sistema nervioso. El envenenamiento por alimentos causó algo de tensión en los órganos digestivos pero Melinda lo empleó subjetivamente para evitar la verdadera causa de su incomodidad. La última consulta, que se concentró en los temas emocionales, fue suficiente para comenzar una secuencia de revelaciones psicológicas que resolvieron el problema.

La aspiración surge poco a poco de los deseos que se concentran en nuestro plexo solar y al final nuestros objetivos, deseos, ambiciones y metas se dirigen al centro del corazón, al que, en sentido esotérico, se llama órgano de la fusión. Se comprende que la transmutación tiene lugar como resultado de nuestra reacción a la presión de la vida misma y a nuestro compromiso creativo en este proceso, más que resultado primario de meditación y otras prácticas.

El centro del corazón

Ahora examinamos los centros por encima del diafragma que sólo se activan cuando tomamos responsabilidad por nuestra situación en la vida. Esto incluye el desarrollo concurrente de la responsabilidad hacia otras vidas y formas de vida en nuestro medio ambiente. En consecuencia, aunque se podría dar una edad posible de activación de cada uno de los centros de este grupo, la mayoría de las personas están atoradas en el presente en la vida de personalidad, que se expresa mediante los tres chakras inferiores. De todos modos, son más las personas que están desarrollando los tres centros superiores de cabeza, corazón y garganta.

El centro del corazón está situado entre la cuarta y la quinta vértebras torácicas y no se debe confundir con los centros menores cercanos que tienen que ver con el triángulo pránico, y el nervio vago. El nivel de conciencia que se asocia a este centro es el plano búdico de iluminación. El centro del corazón es del mismo modo un órgano de fusión de la curación y de sabiduría. Otorga una cualidad incluyente de amor para la que se puede emplear la palabra empatía más que compasión, que pertenece al plexo solar. En otras palabras, es un tipo de amor incondicional más que el amor egocéntrico de la personalidad que fluye con tanta facilidad a través del plexo solar. Es un amor que da una comprensión perfecta de los otros de manera que los motivos se revelan y, en el caso de quien cura, en verdad se comprende la causa de la enfermedad.

El centro del corazón en desarrollo que hay en la humanidad se puede ver en todos los individuos y grupos que responden a las necesidades de grupo dentro de su medio ambiente. En la vida laica, una expresión de esta energía se encontrará manifestándose en ese individuo o individuos que forman el centro del corazón de una organización... no necesariamente una organización espiritual en el sentido usual de la palabra. Podría abarcar el trabajo en muchas esferas de la vida: como el trabajo con plantas, árboles, criaturas marinas, temas de contaminación y diversas esferas de curación. En consecuencia, el centro del corazón está relacionado íntimamente con el servicio, siempre que tal servicio es resultado de la responsabilidad o de la habilidad para responder a una necesidad que siente. El aspecto de sabiduría asociado con el corazón es una unión de cabeza y corazón o de discriminar inteligencia y amor. De esta unión surge el término "habilidad para pensar en el corazón".

En una era en que muchas personas están deprimidas por el posible futuro de la raza humana, vale la pena recordar que hasta después de la última guerra mundial los únicos grupos filantrópicos conocidos eran la Cruz Roja y el Ejército de Salvación. Si reflexionamos en el enorme número de redes que en la actualidad se dedican a la labor y servicio humanitarios hacia los reinos inferiores de la naturaleza, nos damos cuenta del creciente potencial para una vida feliz que se manifiesta gracias a un número creciente de individuos.[5]

La glándula endócrina relacionada con el corazón es la glándula timo, que está ubicada en el pecho, justo sobre el corazón. Sólo en fechas comparativamente recientes se ha percibido el importante papel de esta glándula en la inmunidad. Produce linfocitos T que enfrentan a virus no deseados y otros cuerpos como las células de cáncer. En toda enfermedad de deficiencia de la inmunidad (de las que el SIDA sólo es una) la glándula timo es un factor importante. La estimulación de la glándula timo podría ser un factor importante para la inmunidad mediante las actitudes correctas hacia la vida y mediante formas particulares de meditación.

Permitir que la energía fluya por el chakra del corazón también fortalece la inmunidad psíquica e impide el problema común de desvitalización a través del chakra del plexo solar. Esto tiene una importancia especial ya que quienes curan deben comprenderlo como el amor incluyente, magnético e irradiador característico del chakra del corazón que impide el suceso común de "acabarse". El último problema se relaciona con el colapso nervioso como resultado de trabajar con demasiada fuerza a través del centro del plexo solar y cuando hemos desarrollado el centro del corazón, su centro compañero (el plexo solar) entra en armonía y equilibrio.

Es obvio que corazón, sangre y enfermedad circulatoria están conectados con desequilibrios del chakra del corazón y también se incluyen ciertas formas de enfermedad pulmonar. Otros tejidos asociados son los dos senos. El nervio vago también está bajo el control del centro del corazón. Ejemplos de enfermedades son la enfermedad de la arteria coronaria, problemas valvulares, aneurismas, venas varicosas, palpitaciones y otras arritmias, y trastornos pulmonares, incluyendo cáncer. La energía del centro del corazón

---

[5] Ferguson, M., *The Aquarian Conspiracy*. J. P. Tarcher (Los Angeles, 1987).

alinea las energías en el plexo solar y transmuta esas energías de manera que se puedan emplear para el bien del todo. Durante el periodo intermedio, habrá un vaivén de energías entre el corazón y el plexo solar y es en este momento que pueden tener lugar problemas cardiacos y digestivos, en particular de naturaleza funcional.

El centro de la garganta

Este chakra está situado detrás de la columna vertebral, entre la séptima vértebra cervical y la primera torácica. Se relaciona con la creatividad mental en comparación con el centro sacral: la contraparte inferior que expresa la creatividad física. El nivel correspondiente de conciencia es la parte inferior del plano mental que es hogar de todos nuestros pensamientos y creatividad física. El centro de la garganta se activa conforme se desarrolla la mente. Un momento paralelo de crecimiento es entre las edades de catorce y veintiún años, momento en que por lo general tenemos el periodo de estudio más serio. Mientras a la mente se le facilita emplear los procesos de pensamiento, este centro se desarrolla y da la habilidad de planear y diseñar. Así, proporciona el plano para, tal vez, un jardín, casa, ciudad, composición musical, poema u obra de literatura. El centro sacral proporciona la energía etérea que incluye las finanzas, y la habilidad de atraer los medios físicos para la expresión del plan.

Todos estamos familiarizados con los idealistas imprácticos y son las personas en que no hay el equilibrio necesario entre el chakra de la garganta y el sacral. Ésta puede ser una etapa que uno pasa cuando el chakra de la garganta se estimula por primera vez y el centro sacral al principio está poco activo por un periodo. Puede presentarse al mismo tiempo una etapa fanática por la que una persona puede pasar en un intento de disciplinar la vida mediante controlar el centro sacral. Todo tipo de dietas estrictas, la práctica del celibato y otros regímenes físicos se practican hasta que la persona se da cuenta que es mediante el control de la naturaleza astral que llega la verdadera libertad y no mediante disciplinas físicas impuestas. Entonces un estilo de vida más balanceado y rítmico prosperará sin la rigidez de las disciplinas físicas.

Cuando se observa a la humanidad como un todo existe abundante evidencia de que se ha despertado al chakra de la garganta a gran escala. Se ve en el énfasis en la creatividad, los programas de educación para adultos y la creciente tendencia en todos de asistir a talleres, clases y a continuar desarrollando las habilidades creativas durante su vida. En países del Tercer Mundo, también se han llevado a cabo intentos preliminares de educar a las masas.

La glándula frente a la garganta, llamada tiroides, es la expresión endócrina de este centro de energía. Es responsable de las actividades metabólicas y cuando la energía es lenta o está suprimida en esta área, tenemos una condición de actividad deficiente o hipotiroidea con una del metabolismo, aumento de peso, lentitud mental y de todas las actividades. Por otro lado, demasiada energía que fluya de esta glándula por una mente demasiado activa puede causar hipertiroidismo, que eleva la presión sanguínea y causa nerviosismo general, insomnio, sudoración y, en algunos casos, palpitaciones graves (taquicardia) que pone en peligro al corazón. Las estructuras asociadas con este centro de energía son cuerdas bucales, faringe, laringe, tubos bronquiales, boca, lengua, parte superior de los pulmones, hombros, brazos, manos y el sistema linfático.

Las mujeres que pasan por la menopausia a menudo sufren de problemas en este centro debido a cambios en la energía de los ovarios hacia arriba. Pueden ponerse muy nerviosas con bochornos, palpitaciones y pérdida de peso, o pueden oscilar en el otro sentido y aumentar de peso mientras se vuelven muy lentas en lo mental y en lo físico. En cualquier caso, existe un problema de cómo emplear las energías con creatividad en una forma inteligente y balanceada. El primer grupo de mujeres de repente se llena con demasiada energía ya que el centro sacral cambia su papel cuando cesa la menstruación. La energía podría no tener una salud creativa apropiada y podría volver al sistema causando una sobreestimulación. En el segundo grupo, por lo general se presenta una falta de desarrollo mental y las mujeres no se han molestado en desarrollar la mente para su propia autoexpresión entre las edades de treinta y cincuenta años. Cuando el centro sacral cambia durante la menopausia no hay aporte de otros niveles y tanto el centro sacral como el de la garganta se vuelven demasiado lentos.

En el sentido psicológico este chakra se relaciona con el pensamiento creativo. Algunas formas de depresión en ambos sexos y la falta de salidas creativas pueden ser una señal de un centro de la garganta lento. Los males físicos pueden ser enfermedades bronquiales, asma, afonía (pérdida de la voz) y laringitis.

Conforme nos desarrollamos como individuos creativos, la creciente actividad del chakra de la garganta eleva energía del centro sacral para proporcionar energía para nuestra planificación de las inclinaciones creativas. Así, se controlan nuestros apetitos de alimento, sexo y comodidades pero no se suprimen. Aprendemos a usar el dinero con inteligencia en relación con el bien de todo el medio ambiente y esto simboliza nuestra habilidad para distribuir las energías etéreas en una manera curativa.

Historial médico

Marie, de treinta y un años de edad, es un buen ejemplo de cómo el exceso de energía mental puede tener reacciones en la tiroides. Me visitó con una tiroides demasiado activa que no respondía a grandes cantidades del medicamento supresivo usual para esta enfermedad. El problema había avanzado por cuatro años. El iris gris verdoso reveló fuertes toxinas linfáticas y debilidad en tiroides, riñón derecho y vías bronquiales derechas. El estilo de vida de Marie era muy enérgico. Era representante de ventas médicas, lograba excelentes resultados y era buena en sus trabajos. Era una gran bebedora de café y fumaba veinticinco cigarrillos al día. La dieta incluía comida para llevar como comida china y papas. Dormía mal y la interrumpía su problema tiroideo. El análisis Vega reveló una "edad biológica" de una mujer de cuarenta y cinco, la tiroides fue el órgano más estresado y se mostraba como el principal centro de atención.

El primer mes de tratamiento de Marie incluyó una dosis diaria elevada de magnesio en forma de orotato para estabilizar el sistema nervioso, fosfato de calcio para el sistema nervioso, remedios florales de Bach para trabajar directamente con el chakra de la garganta, remedios homeopáticos para la tiroides y resolver diversas toxinas en el sistema. Una tableta herbal compuesta para el sueño y la relajación que incluía Verbena, Pasionaria y Escutelaria. Se debería mencionar que cuando escogemos esencias de Bach y de otras flores, y remedios homeopáticos para una alteración particular de un chakra, los remedios no se clasifican para cada chakra. Por ejemplo, en relación con las flores de Bach, se seleccionaron flores para los diversos estados emocionales que son representativas y por los estados emocionales positivos que pueden producir.

En su segunda cita, Marie informó de la habilidad para estar más relajada, un poco de mejoría al dormir y en la energía, y algunas erupciones de la piel que a menudo encontramos que se manifiestan conforme se eliminan del cuerpo las toxinas. El tratamiento se continuó con drenaje linfático extra en forma de remedios homeopáticos. Se discutieron los beneficios de la meditación como ayuda para resolver más la excesiva actividad mental y de la tiroides. Para el tercer mes, Marie informó que dormía muy bien, la tiroides se había estabilizado más, había dejado de fumar y la "edad biológica" era normal para la edad cronológica. El único punto negativo mencionado fue la tensión premenstrual antes del último periodo.

Se repitieron los remedios, con la sugerencia de tomar más del sedante herbal antes del periodo. El siguiente informe fue excelente, sueño, energía, bienestar y relajación estaban todos bien y había comenzado la meditación. Ahora se redujeron los medicamentos. Marie encontró muy útil leer en mi libro anterior respecto a la conexión del chakra de la garganta con la tiroides.

El centro ajna

Éste es el centro entre los dos ojos físicos y a menudo se le llama tercer ojo. En un sentido psicológico este centro es un desarrollo adicional de la línea sacral y de la garganta. Permite la recepción de la idea en que se basa el plano o plan expresado a través del centro de la garganta. Como el órgano esotérico que es la síntesis de la totalidad de la vida de personalidad, el centro ajna está activo en todas las personas integradas que son ambiciosas en un sentido mundano o espiritual. En la persona con desarrollo espiritual, el centro ajna se vuelve un órgano para la distribución de la energía espiritual en el medio ambiente. En el desarrollo de la personalidad inteligente y ambiciosa promedio, el centro ajna se relaciona con la imaginación. Tenderá a activarse en su aspecto más bajo de ambición de la personalidad entre las edades de veintiuno y treinta y cinco años.

La glándula endócrina asociada es la pituitaria y produce hormonas que estimulan a todas las otras glándulas. Este hecho concuerda con el concepto del chakra ajna como sintetizador de toda la vida de personalidad. Los problemas de salud pueden relacionarse con la glándula pituitaria misma, la parte inferior del cerebro, ojos, oídos o senos nasales, y sistema nervioso. Los dolores de cabeza, incluyendo las migrañas, son una expresión típica de un desequilibrio que se relaciona con este centro.

El centro ajna tiene que ver con ese nivel de conciencia llamado la mente superior, que nos da la habilidad del pensamiento abstracto. Es aquí que vemos el papel de la imaginación que, aunque relacionada con el nivel más elevado del plano astral, sirve como trampolín para nuestro pensamiento conceptual o abstracto. El centro ajna se relaciona con la garganta en su aspecto creativo, con el plexo solar en su capacidad imaginativa, con el centro del corazón en su facultad incluyente y, por último, con el centro de la coronilla en su potencial para convertirse en un órgano de distribución de las energías espirituales.

Historial médico

A Peter, de cuarenta y cinco años de edad, se le hizo un diagnóstico de neuritis vestibular que en términos para un lego significa una inflamación nerviosa relacionada con el oído interno. Los síntomas eran muy severos con vómito, náusea y mareos extremos. Estuvo hospitalizado por una semana y postrado en cama por otras cuatro semanas antes de venir a nuestra clínica. Sólo podía viajar en el auto recostado en la parte posterior de su camioneta. El iris reveló congestión linfática moderadamente fuerte, acumulación general de ácido en los tejidos y señales de tensión nerviosa. Peter era maestro y también tenía una familia numerosa de niños chicos. Se había sentido tenso por algún tiempo. El análisis Vega indicó una "edad biológica" elevada, sistema nervioso estresado, hígado perezoso y tensión en el chakra ajna. El medicamento usual para este problema (Stemetil) no estaba mejorando la situación.

A Peter se le dio la principal combinación de minerales para estabilizar y tonificar los nervios: fosfato de potasio y magnesio, complejo de Vitamina B, la combinación mineral de cloruro de potasio y fosfato de hierro, y remedios homeopáticos seleccionados para la inflamación y el drenaje linfático de oído, hierbas de drenaje linfático y se administró un remedio homeopático Cocculus Indicus en la potencia 30 como remedio específico para el mareo y el vómito. Se notará que una vez que una alteración en un chakra se manifiesta mediante síntomas físicos, el problema se resuelve desde ambos lados, digamos. Los remedios físicos proporcionan una acción refleja de vuelta hacia el chakra y aliviar los síntomas de manera que la tensión interna puede empezar a resolverse desde un punto de vista psicológico.

En su cita siguiente, Peter informó de una gran mejoría en todos los aspectos. El vómito había cesado, había dejado la cama y tenía una movilidad razonable. Aún había algo de zumbido en los oídos. Su "edad biológica" había mejorado de acuerdo al análisis Vega y la alteración física del chakra ajna ya no se registraba. Se repitieron los remedios y en la siguiente cita Peter informó haber vuelto al trabajo en la escuela que fue la causa de que se cansara tanto pero en lo demás estaba bien. Se continuó con los remedios y Peter y su esposa fueron a un viaje a China durante el cual tuvo buena salud y no había recurrencia del síndrome del oído.

El centro de la coronilla

Este centro final corresponde al plano átmico de la voluntad espiritual. Se encuentra, como su nombre sugiere, sobre la coronilla de la cabeza y sólo entra en actividad cuando todos los demás centros se activan y cuando los tres conductos vertebrales etéreos están libres de todo impedimento. En esta etapa de desarrollo, el centro de la coronilla se convierte en la síntesis final de todos los otros centros, mayores y menores, y se crea un campo magnético entre el chakra ajna y el centro de la coronilla que eleva la energía Kundalini que se encuentra en la base de la columna vertebral.

Los tres centros por encima del diafragma (cabeza, corazón y garganta) se asocian con la vida espiritual del individuo y, en consecuencia, no se desarrollan automáticamente como parte de la vida de la personalidad. Sólo se activan cuando la persona toma en sus manos la vida y mediante pensamiento reflexivo, meditación y servicio poco a poco invoca las energías que pueden activar estos centros.

La glándula endócrina final que se menciona en esta área es la glándula pineal que hasta hace poco empezó a ceder sus secretos. Es interesante que se haya descubierto que esta glándula se activa con la luz y que se entienda que el centro de la coronilla se activa cuando responde a la luz espiritual. En la actualidad se reconoce que la pineal es la glándula superior para las otras, un papel que antes se atribuía a la pituitaria. Con el centro base, el chakra de la coronilla expresa voluntad y propósito espirituales. Es poco lo que se puede decir en conexión con los problemas de salud de este centro, excepto señalar los probables desequilibrios glandulares que pueden ser resultado de su deficiencia. Un estado de actividad excesiva de este centro es obviamente raro pero en ocasiones encontramos tumores pineales. Es probable que sean el resultado de un desequilibrio entre las energías de la pituitaria y la pineal.

Volviendo a la primera premisa de salud como algo condicionado por el nivel en que se concentra nuestra conciencia, podemos seguir por las etapas del desarrollo humano conforme se despliega cada nivel y chakra. La persona promedio se concentra en el nivel astral o de sentimientos y esto significa que la mayor parte de sus energías fluyen a través del centro del plexo solar. Así, el plano astral condicionará su cuerpo etéreo y sus órganos físicos. Cualquier conflicto emocional y emociones negativas tendrán un efecto indirecto pero fuerte en todas las funciones corporales. El cuerpo etéreo y la salud de una persona condicionada por el plano búdico (la contraparte más elevada del plano astral) serán totalmente diferentes. En el segundo caso, lo etéreo estará condicionado por amor y sabiduría y por las energías espirituales que fluyen del plano búdico.

Podemos contrastar el estado humano por encima del promedio con el ejemplo del cuerpo etéreo de nuestro gato o perro doméstico. Estas encantadoras criaturas son adictas en su mayor parte a los apetititos del alimento y la comodidad (ya que por lo general se les priva de sus órganos sexuales). El plano físico y el chakra sacral son su principal influencia condicionante además de una devoción creciente hacia sus dueños que empieza a desarrollar poco a poco su chakra del plexo solar. No pueden recibir la influencia de los éteres cósmicos, ya que no tienen mecanismo todavía para su recepción.

Un número creciente de individuos se está desarrollando y concentrando mentalmente y en consecuencia trabajan a través de los centros de la garganta y ajna y están involucrados en diversos problemas de salud con nervios, cabeza, garganta y aparato respiratorio. El centro de amor que se desarrolla en la humanidad causa alteraciones del corazón y un grupo pequeño pero creciente de personas están manifestando el tipo de sobreestimulación que tiene lugar en los centros sobre el diafragma y se desarrollan e integran rápidamente. Toda esta área es un tema inmenso de gran complejidad y se insta al lector interesado a estudiar los textos de referencia exhaustivamente.

Capítulo **11**

LOS FACTORES HEREDADOS EN LA SALUD Y LA ENFERMEDAD

¿Qué quieren decir los terapeutas naturales con miasmas o maculas hereditarias?, ¿cómo puede la homeopatía eliminar problemas hereditarios?, ¿los terapeutas naturales hablan de los mismos problemas hereditarios que la medicina ortodoxa cuando se refieren a una enfermedad genética?, ¿los terapeutas naturales aceptan el concepto de reencarnación en relación con los problemas hereditarios?

El tipo de problemas hereditarios tratados mediante terapeutas naturales

Hablando en forma estricta, muchas de las condiciones actuales que los terapeutas naturales ven se comprenden como tendencias o predisposiciones hereditarias más que condiciones con causa genética. En muchos casos, son problemas que la profesión ortodoxa comprende como que tienen una incidencia familiar. Ejemplos son asma, eczema, migrañas, soriasis, artritis, problemas circulatorios, como venas varicosas, cáncer de intestino y seno, epilepsia y algunos problemas menstruales. Ejemplos de alteraciones genéticas más específicas son fibrosis quística, hemofilia y síndrome de Down.

Es de interés la comprensión de los terapeutas naturales del desarrollo de los problemas familiares de una generación a otra. Los siguientes conceptos fueron elaborados principalmente por el grupo de terapeutas naturales conocido como homeópatas. Como ya describimos los principios de la homeopatía, ahora podemos examinar cómo se aplica a las predisposiciones hereditarias.

Si reducimos el cuerpo humano a sus partes más pequeñas, llegamos a las partículas subatómicas llamadas electrones. Hemos hablado de las fuerzas formativas etéreas en el capítulo 4. En el caso de los modelos de enfermedad crónica que parecen presentarse por tendencias hereditarias, se ha distorsionado el modelo correcto. La interpretación de miasma es un hábito o línea de falla y básicamente es un problema que se ha injertado en el cuerpo etéreo y a su vez influye en células y tejidos.

Es interesante que los miasmas a menudo no se manifiestan en el momento del nacimiento, sino que poco a poco cobran fuerza y los pueden activar factores externos. Por ejemplo, en el caso del asma, puede haber un problema similar en padres y abuelos pero el niño estará sano los primeros años. Luego, después de un desafío de algún tipo al sistema inmune, como de una inmunización o por ciertos artículos de la dieta, como productos lácteos, surgen problemas. En personas de edad más avanzada, el pesar u otros traumas emocionales pueden ser el factor activador.

Hahnemann llamaba "miasmas" a las tendencias o predisposiciones hereditarias y tenía lo siguiente para decir en su famoso libro, *Las enfermedades crónicas:*

> Me pareció claro que la enfermedad original que se busca también debe ser de naturaleza crónica miásmica. Después de que ha avanzado y se ha desarrollado hasta cierto grado, nunca la podrá eliminar la fuerza de cualquier constitución robusta, nunca la podrá superar la dieta más saludable y el orden en la vida, ni desaparecerá por sí mismo. Pero se agrava por siempre, de año en año a través de una transición a otra y síntomas más serios, incluso hasta el final de la vida.[1]

Hahnemann encontró que los miasmas se podían agrupar en varias categorías amplias. Cuando observaba pacientes en su práctica, notó que en una enfermedad crónica que avanzaba a menudo se podía encontrar el origen en una comezón de la piel original que se había suprimido. En consecuencia dio al grupo de incidencia

---

[1] Hahnemann, S., *The Chronic Diseases*. Ringer and Co. (India, n. d.) 29.

Los principales miasmas crónicos

MANCHAS DE PSORIASIS
Erupciones cutáneas con comezón
Cambios funcionales de órganos
Sensaciones inusuales de la persona
La primera y más dominante mancha

GONORRÉICO O SICÓTICO
Crecimiento de tejidos
Verrugas, lunares y papiloma
Cristalización gotosa, osteoartritis
Inflamación en la pelvis y supuración
La segunda fase o subaguda

TUBERCULAR
Hemorragias, enfermedades en bronquios
Infecciones en oído y seno nasal
Crecimiento de glándula linfática
Avance crónico

MANCHAS SIFILÍTICA
Distorciones de la estructura corporal
Destrucción de tejidos como:
Ulceraciones estomacales o intestinales, venas varicosas y hernias
Caries dental y falta de oclusión
La etapa crónica

familiar el título de "Psora" y consideró que era la más antigua de todas las enfermedades:

> Así, psora se ha convertido en el más infeccioso y general de todos los miasmas crónicos. Ya que el miasma por lo general se ha comunicado a otros antes de que aquel de que emana necesitara o recibiera algún remedio externo represivo contra su erupción con comezón (agua de plomo, ungüento del precipitado blanco del mercurio), y sin confesar que tenía una erupción de comezón, a menudo sin que lo sepa él mismo; sí, sin que siquiera el médico o el cirujano sepa la naturaleza exacta de la erupción, a la que se reprimió con la loción de plomo, etc.[2]

Miasma psórico

Es de notar que encontramos en la práctica clínica que la piel es el último órgano en responder al tratamiento, con lo que enfatiza el fenómeno de *retracing* que notó Hahnemann hace tanto tiempo. Los terapeutas naturales también han tenido repetidas veces la ocasión de observar el efecto de reprimir las erupciones de la piel y han notado las consecuencias más graves que esto tiene en las estructuras más profundas del cuerpo, como el sistema nervioso central y el sistema respiratorio. Cuando se consideran las ideas de contagio de Hahnemann, necesitamos recordar que el concepto de bacterias y virus, como agentes infectivos, era desconocido en esa época. Es extraordinario en todos sentidos que este médico fuera capaz de observar correctamente el proceso de la enfermedad infecciosa con la observación del periodo de incubación antes de la erupción de la piel.

Se ha notado en las siguientes condiciones que están relacionadas con las erupciones de la piel suprimidas y en consecuencia con el miasma psórico. Migraña y asma son los primeros ejemplos que vienen a la mente. Esto no significa que la supresión tuvo lugar en una sola vida. La familia podría presentar eczema como condición suprimida por varias generaciones hacia atrás, explicando la predisposición hacia asma y eczema en nuestro paciente de la

---

[2] *Ibid.*, 39.

actualidad. Es en esta cadena de causa y efecto que los terapeutas naturales diferirán en su comprensión de la enfermedad crónica de la del médico ortodoxo. El factor activador o sustancia alergénica, sea polen de césped, productos lácteos o contaminantes químicos, es sólo el factor secundario en la secuencia.

La manifestación en la piel podría tener diversas causas. Podría ser infectiva, como en sarampión, rubéola o varicela, nerviosa, como en eczema nervioso o dermatitis, o irritante, como en dermatitis causada por sustancias químicas. El miasma psórico también se podría manifestar como acné, pero hablando en general, se podría decir que el miasma psórico se caracteriza por una erupción con comezón en cualquier parte de la piel. En cada caso, el cuerpo está empleando la piel como órgano excretor y está dedicado a eliminar el desperdicio tóxico. Si se suprime esta función con preparados mercuriales (calomine), ungüentos de alquitrán o cremas de cortisona, ¿qué va a suceder con las toxinas? Retrocederán más en el sistema y afectarán el drenaje linfático que implica una red de vasos bajo la piel y en el tejido conectivo. Si el sistema linfático está sobrecargado, entonces un problema típico que puede presentarse es el asma. En consecuencia, la siguiente generación podría nacer con una acción perezosa de la piel y una predisposición al asma.

Aparte de las erupciones con comezón de la piel y el efecto en el drenaje linfático de su supresión, el miasma psórico implica alteraciones funcionales de los órganos sin patología alguna. Esto nos recuerda el efecto en el sistema nervioso de las erupciones de la piel que se reprimieron. Es la alteración nerviosa de los órganos lo que puede dar una indicación del psora además de los muchos síntomas nerviosos que dan lugar a gran cantidad de sensaciones y síntomas subjetivos. Por lo tanto, el sistema nervioso es el principal centro de atención para muchos males psóricos incluso si esta alteración originalmente comenzó hace generaciones en la piel.

Historial médico

Evelyn, de treinta y siete años de edad, asistió a nuestra clínica por una dermatitis con comezón que cubría sus brazos y manos. El problema había comenzado cuatro años antes durante el embarazo de su primer hijo. Su dieta era apropiada y el iris reveló ligera congestión linfática, hiperacidez del estómago e hiperactividad del resto del tracto digestivo. Comer huevos agravaba su condición. La estructura bastante abierta del iris reveló una deficiencia en calcio. El análisis Vega reveló que el hígado y el intestino delgado tenían una función deficiente y la "edad biológica" se había elevado moderadamente por encima de lo normal.

En su primer mes de tratamiento, a Evelyn se le recetó fosfato de calcio, hierbas linfáticas de limpieza, gotas homeopáticas para tonificación del hígado, una combinación mineral para reducir la inflamación de la piel, complejo de Vitamina B para tonificación general de los nervios y un antídoto para un contaminante ambiental que se encontró con la prueba Vega. En su siguiente cita, Evelyn informó que los brazos habían mejorado pero que las manos estaban peor. Esto no fue inesperado ya que con los problemas de la piel hay por lo general un recrudecimiento inicial inevitable mientras las toxinas salen a la superficie. La "edad biológica" se ha reducido, lo que mostraba que en general el tratamiento estaba funcionando. Es una guía valiosa para el terapeuta y el paciente saber que están en el camino correcto incluso si los síntomas externos pueden parecer estar peor.

El tratamiento se repitió en el segundo mes sin ninguna mejoría obvia y durante el tercer mes, Evelyn sufrió un aborto espontáneo. Como esto causó una tensión emocional considerable, se añadieron flores de Bach a la repetición de los remedios anteriores. Los remedios linfáticos y para el hígado se cambiaron. Se notó con la evaluación Vega que el chakra base estaba desequilibrado y se dieron remedios homeopáticos para esta situación que tal vez estaba relacionada con el aborto espontáneo. Las manos empezaron a mejorar en este momento y luego recayeron cuando Evelyn se embarazó de nuevo. Es un suceso común que un embarazo causará que salga a la superficie un miasma y es buen momento para tratar la condición hereditaria.

Se continuó con los remedios básicos y después de otro par de meses, se recetó una dosis única de alta potencia del remedio homeopático Arsenicum. Este remedio se había notado antes como un posible remedio constitucional para Evelyn cuando se tomaba en consideración su tipo de cuerpo, temperamento y síntomas generales. Algunas de las pistas para este remedio de su psique fueron una capacidad para analizar o emplear la facultad crítica que a menudo se lleva a extremos en personas de este temperamento, aseo respecto a su persona y una ligera altanería. Fue el punto crítico en la condición de la piel. Sólo se necesitaron tres o cuatro dosis del Arsenicum a intervalos distanciados y a Evelyn se le enseñó a vigilar cuando necesitara otra dosis.

Se continuó con vitaminas, minerales y hierbas básicas durante todo el embarazo, que fue tranquilo y contrastó mucho con su primer hijo. Se recetó Caulophyllum homeopático en la potencia 30 para poner al bebé en la posición correcta para el nacimiento ya que el primer parto había sido un problema en este aspecto y terminó en cesárea. Nació una bebé saludable por parto normal. Las manos de Evelyn han estado limpias de dermatitis por muchos meses durante y después del embarazo. De interés con respecto al miasma psórico fue la observación de que no sólo se limpió la piel sino que Evelyn se volvió mucho más plácida en temperamento al seguir su situación en la vida al remedio constitucional. Podría necesitar otra dosis de este remedio en ocasiones durante momentos de tensión física o emocional.

El miasma sicótico

Cualquier problema de salud con descarga catarral recurrente de la membrana mucosa se clasifica bajo el encabezado de Sicosis, término acuñado por Hahnemann para abarcar el siguiente grupo de trastornos. En consecuencia, se puede observar que el trastorno suprimido de la piel que se convirtió en asma con excreción de mucosidad pegajosa en las vías bronquiales ahora está en esta segunda categoría. El lector educado notará que esta evolución es paralela al paso de la enfermedad aguda a la categoría que antes llamamos subaguda.

Al considerar la contribución original de Hahnemann al concepto de miasmas, llegamos a una desviación fascinante. Consideraba a esta categoría de enfermedad como resultado de la supresión de una enfermedad venérea que adoptaba la forma de infección gonorreica. En deferencia a su genio, se debe hacer notar que los homeópatas logran resultados significativos al tratar a personas que sufren del grupo sicótico de trastornos con potencias altas del organismo gonorreico y otras sustancias que tienen un efecto similar en el organismo sano. La planta Thuja es un ejemplo de un producto vegetal relacionado con este grupo de enfermedades y fue el principal remedio antisicótico enunciado por Hahnemann.

La medicina ortodoxa podría considerar que es extraña la secuencia causal entre tratar gonorrea y descargas catarrales, pero hasta 1890, 40 por ciento de los médicos que practicaban en Estados Unidos eran homeópatas que aceptaban este concepto. No es necesario decir que una persona que hereda este miasma no contrae gonorrea en el sentido infeccioso. Esto no ha impedido que algunos departamentos de salud demasiado cautos hagan ilegal el uso de nosodos homeopáticos. (Nosodos es el término técnico que se da a una sustancia hecha con una sustancia que produce enfermedad.) Como ya no existen moléculas físicas presentes después de la potencia 25, esta actitud es claramente ilógica. La ausencia de moléculas físicas en estos remedios asegura al público que ningún daño podría proceder de un homeópata que emplea nosodos.

Existen otros trastornos en este grupo además de las descargas catarrales y entre ellos están oídos, senos nasales, dientes, vías bronquiales, vagina o intestino infectados. Pólipos, verrugas, tiroides y todos los tumores benignos se agrupan en este miasma. También tienen un lugar importante las concreciones y adherencias de la gota e incluyen, en consecuencia, los trastornos reumáticos y oseoartríticos. Algunos escritores han caracterizado a este grupo de trastornos como que presentan un crecimiento excesivo de tejidos. Es verdad que muchas personas en esta categoría suelen tener sobrepeso por lo general y pueden sufrir de retención de fluidos. A veces también se describe como la constitución hidrogenoide, por la tendencia a acumular líquido.

Los homeópatas entienden mal la incidencia siempre creciente de enfermedad inflamatoria pélvica como que está directamente relacionada con la creciente incidencia de este miasma. En este punto de la historia se debería intentar relacionar los factores subjetivos del capítulo 10 con los miasmas. Un trastorno del chakra sacral se describió como relacionado con enfermedad pélvica conectada con los órganos reproductores.

En consecuencia, por un lado tenemos una tendencia miasmática que es heredada de los ancestros que sufrieron la forma activa de la gonorrea y tal vez tenemos en la presente situación diversos factores activadores. Podría haber supresión de las manifestaciones en la piel mientras el cuerpo intenta eliminar toxinas, factores del estilo de vida, como una dieta deficiente, tensión y toxinas del medio ambiente. De manera más específica, en relación con este miasma, la promiscuidad sexual parece ser un factor activador en la enfermedad inflamatoria pélvica. El lector podría considerar que sólo es resultado del factor infectivo. Sin embargo, el terapeuta natural encuentra que los problemas inflamatorios pélvicos, verrugas venéreas, herpes venéreo y displasia del cuello uterino serán más comunes y persistentes en quienes se clasifica como que tienen el miasma sicótico. El SIDA se discutirá en el miasma sifilítico.

Desde un punto de vista subjetivo, la resolución del problema se deberá hacer en términos de balance de la energía en el chakra sacral. A esto se puede considerar el factor causativo primario en la secuencia de alteraciones que conducen al miasma. Este concepto está en concordancia con el de las fuerzas formativas etéreas como algo básico para la salud y la enfermedad. El homeópata no necesariamente necesita estar de acuerdo con estos factores subjetivos para lograr una cura ya que el remedio homeopático, con su efecto energético, actuará en la alteración de lo etéreo. Si la psicología del paciente está muy trastornada en términos del equilibrio y función de chakras, la condición tenderá a recurrir a pesar del tratamiento homeopático correcto y podría ser una razón para los pacientes resistentes a la terapia. En consecuencia, se debería tomar en consideración el estilo de vida y los factores emocionales del caso.

Historial médico

Jasmine, de treinta y seis años de edad, vino por tratamiento naturopático para células anormales del cuello uterino que se encontraron en un frotis cervical. Tenía antecedentes de cirugía por fibroides y se encontraron muchas adherencias pélvicas. Estas condiciones son comunes en este miasma particular. Antes de que me la enviara otro naturópata, había recibido hierbas linfáticas para limpieza, gotas homeopáticas para hígado, tabletas de sílice para la tendencia a las adherencias y la sal mineral cloruro de potasio para ayudar a las hierbas a limpiar el sistema linfático.

En su primera visita conmigo, se descubrió que la "edad biológica" estaba en la zona premaligna y el útero y el cuello eran los órganos que se cotejaban con la "edad biológica" más alta. Los tejidos y órganos secundarios asociados con el problema eran el sistema linfático y la vagina. Decidí que si no había mejoría para la siguiente cita, se tendría que recomendar la cirugía. El remedio miasmático que se recetó para la enfermedad fue Medorrhinum en la potencia 30. Es el nosodo para el miasma gonorreico pero se escogió de entre otros posibles remedios y se evaluó con cuidado la potencia y la dosis. En este caso, se recetaron dos gotas dos veces al día y se esperaba que el remedio se necesitaría por varios meses. Se añadieron Vitaminas A y C a los otros remedios básicos como medio general para mejorar la salud del tejido epitelial del cuello, el útero y la vagina.

En su siguiente cita, se descubrió que la "edad biológica" estaba cambiando a lo normal y esta mejoría continuó en los siguientes meses. Se continuó con todos los remedios, con la adición de Ipecacuana homeopática para la náusea que era un síntoma nuevo. Jasmine ahora se siente muy bien y en un largo viaje reciente a la India no tuvo problemas de salud aunque muchos de sus compañeros de viaje si los tuvieron. Pronto se hará otro frotis cervical para verificar su progreso en el aspecto médico. Es de notar que las perspectivas y actitudes de Jasmine son muy positivas y esto parece indicar que es probable que la condición hereditaria se resuelva para bien.

En cuanto al tratamiento, puede ser muy útil comprender este concepto de predisposición hereditaria. Un terapeuta diestro puede notar con una simple observación del tipo del cuerpo qué miasma es probable que se manifieste y, en consecuencia, saber qué grupo de remedios considerar. A menudo un paciente es resistente a la terapia hasta que se trata el miasma en que se basa. Por lo general se encuentra que es mejor tratar los miasmas sólo cuando manifiestan activamente algunos de sus síntomas. Así, se elegirá un remedio psórico cuando lo más importante es una erupción de la piel con comezón o un problema nervioso y un remedio para el grupo sicótico cuando se manifiesta una descarga catarral, verruga o fibroide.

El miasma tubercular

En el desarrollo de la homeopatía, al inicio la mácula tubercular no era considerada un miasma separado sino una combinación de los dos miasmas previos. En la actualidad es más práctico y significativo considerar al miasma tubercular como una entidad separada. Como con los otros miasmas, el proceso original a menudo ocurrió hace muchas generaciones con infección del bacilo real de la tuberculosis. Esto se manifiesta en generaciones posteriores como debilidad bronquial en algunos miembros del árbol genealógico. Hemos observado en muchos casos una lesión que aparece en la sección bronquial del iris. A veces esto se manifiesta activamente como asma y en otros casos se mantiene totalmente inactivo. Al preguntar a las familias con tales lesiones, a veces saben que hubo tuberculosis antes en la familia.

Otras manifestaciones relacionadas con este problema son enfermedades recurrentes de senos nasales, infecciones de oído en niños, nódulos linfáticos agrandados en cuello, ingle y axila, y la tendencia a secreciones purulentas amarillas y verdes de las membranas mucosas. Una tendencia recurrente a sangrados nasales es casi una señal segura de este miasma. La forma del cuerpo puede ser muy típica en un tipo tubercular. El pecho puede ser angosto y hundido y la postura tender a ser encorvada. En algunos casos, el pecho será hundido o plano pero el abdomen hinchado y con forma de platillo.

Como con los otros miasmas, no estamos considerando una enfermedad que siempre se manifestará como tuberculosis activa. El terapeuta natural dará un nosodo de tuberculosis en alguna etapa en el tratamiento y esto puede producir muy buenos resultados en casos de asma persistente. Es útil en particular para resolver este problema en la infancia de manera que se curan las condiciones bronquiales antes de que se vuelvan crónicas. Hemos observado que la mácula tubercular impide la asimilación correcta del calcio en los niños y esto podría explicar en parte su poco desarrollo y la debilidad bronquial.

En cuanto a la evolución de enfermedad aguda a crónica, la mácula tubercular tiende a aparecer tarde en la etapa subaguda conforme pasa a la enfermedad crónica. Esto concuerda con las descargas purulentas y las "cavernas" tuberculares que tienen lugar en el pecho sin tratar de la enfermedad infecciosa activa.

Al considerar el aspecto subjetivo que se asocia a la mácula tubercular, es en un sentido una inversión del miasma sicótico, en el que se manifiesta un crecimiento y actividad excesivos del centro sacral. El estado tubercular es resultado de la privación de diversas formas. En el nivel físico tenemos falta de luz solar y, en consecuencia, la mejoría que se notaba en pacientes de sanatorios en climas asoleados. Los doctores antroposóficos han notado la incapacidad para responder y procesar la luz en cualquier sentido interno.[3] Esto se podría interpretar como la necesidad de recibir más energía espiritual. En *Curación Esotérica*, de Bailey, se entiende que la persona tubercular ha impuesto un tipo de privación emocional en ella misma.[4] En consecuencia, está involucrado el chakra del plexo solar y no está abierto a un flujo libre de la energía. Es de interés que en el siglo XIX los escritores a menudo sufrían de tuberculosis. Esto podría involucrar una actividad excesiva o desequilibrio del chakra de la garganta y tal vez un agotamiento en el centro del plexo solar al mismo tiempo.

Historial médico

Bianca, de cincuenta y seis años de edad, tenía antecedentes de sinusitis y asma. Era obvia la congestión linfática en el sistema con el iris y el sistema nervioso simpático estaba en un estado de desequilibrio. Había tenido problemas para respirar por cuatro años. Otros problemas eran retención de líquidos en las piernas y reumatismo en los hombros. La "edad biológica" se elevó de acuerdo al análisis Vega y el sistema linfático apareció como la causa fundamental del problema. La secuencia causal fue sistema linfático, luego vías bronquiales, después senos nasales. En este caso había dos influencias miasmáticas asociadas con el asma: la sicótico (mácula gonorreica) y la tubercular. El reumatismo, la retención de líquidos y los senos nasales revelaron a la primera, y

---

[3] Husemann, F. and Wolff, O., *The Anthroposophical Approach to Medicine*, vol. 1. Anthraposophical Press (NewYork, 1982) 299.
[4] Bailey, A. A., *Esoteric Healing*. Lucis Press (London, 1953) 59.

también su forma general de cuerpo, que es bastante baja y fornida. La congestión linfática estaba relacionada con ambos miasmas y el asma con la mácula tubercular.

El primer mes de tratamiento contuvo diversos remedios para resolver la congestión linfática: Vitamina C, una combinación mineral de fosfato de hierro y cloruro de potasio, hierbas linfáticas en extracto sólido y en forma homeopática, y una combinación mineral de fosfato de calcio y fosfato de sodio para fortalecer el área bronquial. Se administró el nosodo gonorreico Medorrhinum en la potencia M a intervalos semanales por cuatro dosis. En su segunda cita no había mejoría y se repitieron los remedios, excepto por el nosodo. Se reemplazó con el nosodo tubercular Tuberculinum, que se recetó a una potencia 200 dos veces a la semana. En la tercera cita, aún no había mejoría con el asma aunque la "edad biológica" se había reducido, así que supe que los remedios estaban funcionando.

En la cuarta cita informó que había mejorado el hombro pero el asma todavía era un problema y había experimentado mucha mucosidad en la garganta. Se debería mencionar que su marido fumaba mucho y se encontró que el humo agravaba su asma y sinusitis. Se repitieron los remedios con la adición de una mezcla herbal amplia para el pecho que contenía Lobelia, Malvavisco, Orozuz, Fárfara, Marrubio y Trébol.

En la quinta cita, dos meses después, informó la primera mejoría real en el asma. Continuó progresando con firmeza desde este punto en adelante y no ha necesitado visitar la clínica por algún tiempo. Sin embargo, su hija informa periódicamente sobre su influencia y tal vez fue la influencia más alentadora, persuadiéndola para perseverar con el tratamiento por varios meses a pesar de la escasa respuesta inicial. Es un caso apropiado para ilustrar la necesidad de paciencia con el proceso de tratamiento, en especial cuando hay más de un miasma involucrado.

El miasma sifilítico

En la discusión de la enfermedad aguda a la crónica, el modelo empleado explicaba cómo la supresión de las toxinas al final implica cambios destructivos de los tejidos. En el grupo sifilítico de trastornos miasmáticos tenemos una predisposición hereditaria hacia la perversión de la estructura. De nuevo, no habrá un reavivamiento ni expectativa de sífilis infecciosa activa por parte del paciente. Los siguientes problemas menores y mayores se podrían incluir en este grupo: maloclusión de dientes (dientes torcidos), venas varicosas, aneurismas (vasos sanguíneos rotos), úlceras de piel o membrana mucosa en boca, estómago o intestino, raquitismo y otras anormalidades óseas, artritis reumatoide, SIDA y otros trastornos autoinmunes.

Ahora llegamos a una consideración aleccionadora. Está aumentando la enfermedad crónica en todas las comunidades. Esto incluye artritis, cáncer, trastornos circulatorios y hace poco el terrible aumento de SIDA... lo máximo en procesos destructivos. Es interesante buscar el origen del SIDA en relación con el miasma sifilítico ya que gran parte del progreso es típico. En primer lugar está la diseminación inicial que parece acelerarse por promiscuidad excesiva. Luego está el desarrollo lento de los procesos destructivos en los linfocitos T de la sangre que se relaciona con la función inmune; existe una vulnerabilidad posterior a otros procesos destructivos de enfermedades, como el cáncer, y la total emaciación del cuerpo en quien tiene SIDA que es tan típico del miasma sifilítico.

El concepto de Hahnemann en relación con el miasma sifilítico sería inaceptable para los científicos médicos modernos. Afirmaba que si se dejaba sin tocar la manifestación original externa de la enfermedad, que adopta la forma de chancro o úlcera pequeña, no tendría lugar la manifestación interna en sífilis secundaria y terciaria. En la práctica, esto significa que el chancro se debe tratar en forma homeopática antes de que tenga tiempo de manifestarse en el interior.

Hablando de manera subjetiva, la mácula venérea de la sífilis también estará conectada con el mal uso de la energía en el centro sacral. En este punto, se podría hacer la pregunta, ¿qué sucede con los individuos que contraen la enfermedad pélvica infectiva sólo con un contacto sexual o que contraen SIDA con una transfusión sanguínea?, ¿cómo se relaciona con su centro sacral que podría no estar sometido a un mal uso de la energía en cualquier forma?

Haremos una desviación aquí para considerar cómo la teoría de la reencarnación podría conectarse con la manifestación de modelos crónicos y destructivos de una enfermedad que no parecen estar relacionados con las acciones de quien la tiene.

Reencarnación y enfermedad heredada

En el capítulo 9, se discutió la salud perfecta desde el punto de vista de un flujo libre de energía a toda parte de nuestro ser. Cualquier obstrucción en los niveles psicológico, etéreo o físico puede interrumpir nuestras energías que producen salud. En el primer análisis, la salud fluye de nuestra esencia interna o alma, esa intangible otorgadora de belleza, perspicacia y sabiduría a la que se han dado tantos nombres en diferentes religiones pero que siempre se comprende como la parte de nosotros que es divina.

De la filosofía oriental, la enseñanza sobre el mecanismo de la conciencia del alma que se ha preservado y transmitido a Occidente por maestros particulares, han vuelto esta tradición comprensible para el hombre occidental.[5] Sin embargo, la gente ha llegado a confundirse por las enseñanzas respecto a la reencarnación de fuentes orientales y occidentales. Muchas personas imaginan que la reencarnación implica el nacimiento arbitrario de nuestra alma en formas animales, vegetales o humanas de acuerdo a la suerte o las fechorías. Que un humano adopte una forma animal se llama trasmigración y no tiene relación alguna con el proceso de reencarnación.

El proceso de reencarnación implica la perfección gradual de la expresión del alma mediante una personalidad que tiene que ver con muchos cientos de vidas. El proceso es regido por el alma que atrae durante cada encarnación los vehículos de personalidad con los que puede expresarse mejor en cualquier etapa particular de desarrollo. Los vehículos físicos y etéreos, astrales (emocionales) y mentales se condicionarán en cada vida de acuerdo a las experiencias previas y esto rige en gran medida la salud, el desarrollo y los intereses de cualquier individuo después del nacimiento.

Conforme una persona crece y se desarrolla, su estado presente puede verse modificado considerablemente por sus actitudes y

---

[5] Bailey, A. A., *Esoteric Psychology*, vol. 2. Lucis Press (London, 1942).

estilo de vida, y se pueden compensar las limitaciones previas. Podríamos comparar esto con la ley de la gravedad en el mundo físico que la humanidad ha aprendido a superar de manera que el uso de máquinas voladoras para comunicación no requiere esfuerzo alguno. Así, por lo general, no se comprende correctamente la ley del karma que la persona promedio, que ha tenido una probada del pensamiento religioso oriental, discute con gran superficialidad. Es verdad que el mal uso de nuestros vehículos de personalidad podría ser la causa de los problemas de salud en la vida actual, pero no deberíamos adoptar el punto de vista de que este sufrimiento y limitación necesita continuar hasta la muerte. El uso creativo de la meditación y de las terapias naturales puede cambiar a muchas personas predispuestas a la enfermedad en individuos magnéticos y saludables.

Cuando se considera el caso de una persona inocente a la que de repente ataca una enfermedad debemos tomar en cuenta las causas internas y externas. Podría haber un miasma dormido que se ha activado o salido a la superficie por una causa externa, como podría ser una infección como el SIDA mediante una transfusión de sangre después de un accidente. La enfermedad a menudo es la unión de causas internas y externas. La causa interna pudo haberla puesto en movimiento el individuo hace muchas vidas y la enfermedad presente es el resultado de ese problema. En tal caso, la muerte es a menudo la mejor liberación para el alma y sólo se le ve como un desastre desde nuestra limitada visión. Los esfuerzos desesperados de la medicina moderna por preservar la vida a cualquier costo, incluso el mantenimiento de una vida completamente carente de cualidad, es un reflejo de nuestra actitud materialista de la actualidad.

Por la experiencia cada vez más personal de la conciencia del alma por parte de muchos individuos, el tema completo de fallecer, muerte y reencarnación adoptará un nuevo significado. El registro y enseñanza de las experiencias al borde de la muerte, las experiencias fuera del cuerpo además de los cada vez más numerosos testimonios de experiencias de meditación es la primera etapa en nuestra nueva comprensión. Tanto los debates sobre eutanasia y fertilización *in vitro* se verán en una luz totalmente diferente cuando se acepta que el alma es una entidad inmortal que siempre crece de vida en vida. Es interesante que el cambio general en actitudes tiene lugar como resultado de las experiencias directas por parte de muchos individuos y no como resultado del aprendizaje en libros de Oriente o de Occidente. Sin embargo, la infiltración de los conceptos orientales ha explicado la expansión mental y la comprensión de diferentes niveles de conciencia como experimenta la humanidad en una amplia escala en la actualidad.

El mecanismo real de la reencarnación, como lo enseña la escuela transhimalaya, es que cuando un alma está lista para encarnar, el vehículo mental es el primero en desarrollarse.[6] Se atraerá automáticamente la sustancia del plano mental que es apropiada para la etapa particular de desarrollo mental del individuo en cuestión. Esto será muy diferente, por ejemplo, en el caso de un alma que ha desarrollado habilidades matemáticas o artísticas de un alma que antes había estado preocupado en su mayor parte con la supervivencia física en términos de comer, recolectar alimentos y copular. Cuando la sustancia mental se ha organizado se produce una señal del alma que reencarna en los niveles astrales y el proceso se repite en sustancia astral. Los niveles mental y astral están separados del todo de cualquier influencia de los padres futuros, aunque puede haber una correspondencia kármica que proporcionen los padres que darán el medio ambiente para que se manifiesten las cualidades mentales y astrales inherentes.

El nivel etéreo se organiza justo antes de la fertilización en el plano físico por parte de los futuros padres. Es en este punto que la constitución genética puede llevar las semillas de miasma para la enfermedad de los cuerpos físicos de los padres. El hecho de que los niños dentro de una familia tengan diferentes constituciones genéticas se relaciona con los factores condicionantes descritos antes. Hay una elección por parte del alma que está condicionada por factores kármicos y que el alma en su propio plano comprende por completo que proporciona el medio ambiente correcto y oportunidades para su futuro crecimiento y experiencia. Los vehículos etéreo y físico, astral y mental proporcionan el mecanismo que por

---

[6] Bailey, A. A., *Esoteric Healing. Op. Cit.*, 492.

lo general se llama la personalidad. Son los niveles de conciencia por los que el alma que reencarna se mueve en ciclos continuamente hasta que la perfección se alcanza en una vida particular.

Al final de cada vida, la forma externa es la primera en morir y el cuerpo etéreo se desintegra después de unos cuantos días, o más rápido en caso de cremación. La conciencia inherente se libera poco a poco de vuelta al alma. El individuo pasa de meses a muchos años en los niveles astrales después de la muerte, de acuerdo a sus intereses y necesidades. Esto explica algunas de las actividades de los médium que pueden tener lugar con los vivos. En alguna etapa, el alma retira la conciencia al nivel mental y de nuevo la variación del periodo es amplia dependiendo del desarrollo del alma. Éste es el mundo celestial tradicional de las religiones ortodoxas y proporciona un estado de gozo en el caso de la persona promedio. Las almas totalmente despiertas que están preocupadas por continuar con su servicio activo en cuanto sea posible en el nivel físico se abstienen de cualquier estancia prolongada en este nivel y se prepararán para seguir el ciclo hacia la encarnación de nuevo.

El proceso de reencarnación representa la explicación racional de las grandes variaciones en salud, cualidades y atributos que encontramos en la humanidad. El concepto tiende a atraer a las personas que encuentran que las religiones ortodoxas como se presentan por lo general carecen de una explicación razonable para el sufrimiento y la miseria de grandes sectores de la humanidad. Las personas pensantes de este tipo no están dispuestas a conformarse con las promesas de una vida mejor en el otro mundo si aceptamos mansamente nuestro sufrimiento. Por necesidad, esta descripción del proceso de reencarnación se ha simplificado y abreviado y al lector interesado se le aconseja estudiar el tema desde diversos ángulos.

Aplicación de la homeopatía a factores genéticos

El proceso de potenciación homeopático se ha descrito antes como algo que tiene la habilidad para cambiar la estructura subatómica y etérea. Es la única terapia natural que puede ayudar a las personas a alterar el legado genético una vez que adopten la correcta actitud psicológica que transmutará las causas subyacentes básicas para una mala salud en los planos internos de sentimiento y pensamiento. El enfoque que Hahnemann elaboró se ha desarrollado y refinado más gracias a una escuela de homeópatas médicos y el resultado ha sido la prescripción constitucional.

El remedio constitucional abarca la herencia genética y el temperamento del paciente. El temperamento abarcará los atributos de sentimiento y pensamiento que se han engendrado en parte por los factores hereditarios y en parte por el medio ambiente físico y psíquico del individuo. Los homeópatas modernos tienden a distinguir entre el remedio constitucional y el uso de remedios interpuestos que se podrían recetar para los miasmas hereditarios particulares de la persona. El paciente también podría necesitar remedios diferentes para enfermedades agudas conforme surjan durante la crisis de la curación. Muchos remedios constitucionales abarcan los miasmas particulares de la persona, pero en ciertos momentos se requiere un impulso extra para erradicar una enfermedad específica y así se recetará un nosodo específico.[7]

Ha sido mi experiencia de muchos años que la homeopatía funciona mucho mejor después del periodo inicial de limpieza con hierbas y equilibro bioquímico con minerales y las vitaminas solubles en agua de complejo B y C. Durante el tratamiento con remedios constitucionales, nosodos, hierbas y mezclas homeopáticas con potencias bajas, también se incluyen remedios homeopáticos para estimular la eliminación y el drenaje de los órganos. Esto impide cualquier acumulación de toxinas en la sangre que podría causar síntomas desagradables durante la fase de curación.

El siguiente caso es un buen ejemplo para redondear e ilustrar los factores constitucionales mencionados en la prescripción homeopática. El remedio constitucional a menudo abarcará el problema miasmático y en el caso del remedio Lycopodium empleado aquí, tenemos un polychrest. Éste es un remedio que puede abarcar todos los miasmas en una persona que corresponde a su modelo.

---

[7] Dhawale, M. L., *Principles and Practice of Homoeopathy*. Karnatak Publishing House (Bombay, 1967).

Historial médico

Cyrano me visitó por primera vez hace algunos años para una condición de reumatismo. Su iris castaño es de textura fina y está marcado por radii Solaris que son rayos radiales oscuros que a menudo se asocian con la acumulación de desecho tóxico en el área gastrointestinal. Se describió como alguien que tenía un temperamento muy crítico y en verdad fue un paciente perceptivo que hablaba muy bien. Después de unos meses con hierbas linfáticas, reumáticas y para el hígado, una combinación mineral para la inflamación de las articulaciones y Vitaminas B y C, mejoró mucho la condición reumática.

Durante este primer periodo de tratamiento básico, la condición miasmática subyacente se hizo evidente en la piel por la aparición repentina en la frente de un pequeño crecimiento que parecía una combinación de verruga y lunar. Yo ya había decidido que el remedio constitucional era Lycopodium de acuerdo al temperamento del paciente. Se necesitó una dosis en potencia 10M y en menos de un mes el lunar, que era de alrededor de 8 mm y estaba muy alto, desapareció por completo. Se produjo una mayor mejoría de la condición reumática que era común en pacientes de Lycopodium. En caso de que el lector imagine que es un remedio que se debe recetar para todos los lunares y reumatismo, debería decir que en diecisiete años con alrededor de 10,000 pacientes, ¡he encontrado que fue lo indicado en alrededor de cinco casos!

La persona de Lycopodium tiene un tipo de mente muy racional y, sin embargo, al mismo tiempo están gobernados por sus emociones. A menudo son líderes en su casa o en la esfera del trabajo y a veces se les puede experimentar como dictatoriales en su actitud. He encontrado que este remedio a veces es apropiado para personas que hablan muy bien y que no soportan a los tontos con gusto. Una dama particular que respondió muy bien con este remedio siempre se sentaba en mi silla cuando la enviaban al consultorio antes que yo.

En concordancia con su temperamento, Cyrano no estaba interesado en continuar con los remedios más allá de lo absolutamente necesario. Por lo tanto, los dejó y no se le vio por un par de años hasta que volvió con su esposa que estaba en una etapa avanzada de cáncer. Estaba demasiado avanzada en su enfermedad para que las terapias naturales tuvieran algún efecto significativo aunque se intentó ayudarla. En esta ocasión, a Cyrano se le dio un tratamiento nervioso básico y una dosis más de Lycopodium ya que estaba muy irritable y tenso por la situación.

Volvió algún tiempo después de la muerte de su esposa en un estado bastante deprimido e informó que la vida había perdido su significado en los últimos nueve meses. Su reumatismo había vuelto y la "edad biológica" se había elevado moderadamente. Pasamos algún tiempo hablando del significado de la vida, la muerte, de perder a un ser amado y de la necesidad de que encontrara nuevos intereses. Rara vez es suficiente dar sólo una pila de remedios durante este tipo de ocasiones de ajuste psicológico.

Los remedios para esta recurrencia de artritis incluyeron la sal mineral fosfato de sodio para los depósitos ácidos en el tejido, hierbas reumáticas y para el hígado, fosfato de magnesio y potasio y complejo de Vitamina B para la energía general y la tonificación de los nervios, y otra dosis del remedio constitucional Lycopodium en la potencia 10M. En la siguiente visita, Cyrano informó que estaba mucho mejor, en especial después de tres semanas. Informó que había empezado a recibir amigos de nuevo. La "edad biológica" había mejorado. En la siguiente visita, informó estar bien en sí, pero la artritis después de la mejoría inicial estaba estacionaria. Se sugirió que se excluyera de la dieta la familia de la belladona, que incluye tomates, papas y pimientos. Para la siguiente cita, la artritis había mejorado en 80 ó 90 por ciento pero había tenido la garganta muy irritada por tres semanas. El tratamiento se ajustó para este factor. Entonces se marchó por tres semanas y olvidó tomar sus remedios y la artritis tuvo una pequeña recaída. Se continuó con los remedios básicos por unos cuantos meses más y se recetó una dosis más del remedio constitucional con buenos resultados adicionales para la artritis y para una condición de dispepsia ácida. Luego se retiraron los remedios.

Encuentro difícil imaginar mi práctica naturópata sin estas ayudas homeopáticas muy selectivas para tratar predisposiciones hereditarias. Es verdad que gran cantidad de casos responde muy bien a vitaminas, minerales y hierbas en unos cuantos meses y parecen no necesitar tratamiento adicional por algunos meses e incluso años. Todo terapeuta enfrenta muchos casos que representan un gran reto desde el punto de vista de sus antecedentes familiares, constitución y medio ambiente. Para poder influir en la salud en un sentido positivo en tales casos se necesita ser en verdad creativos. Esta recreación de la vida de otra persona es muy satisfactoria y gratificante.

Al haber pasado a la esfera de la psicología con una descripción de la prescripción homeopática constitucional, el siguiente capítulo aborda cómo las terapias naturales pueden influir o relacionarse con la psicología del paciente.

Capítulo **12**

PSICOLOGÍA Y TERAPIAS NATURALES

¿Los terapeutas naturales están calificados para emplear la psicología en la práctica?, ¿cómo actúan las terapias naturales con los problemas psicológicos?, ¿cuáles son los problemas psicológicos que los terapeutas naturales pueden ayudar?, ¿cómo encajan los aspectos esotéricos o subjetivos ya discutidos con los problemas psicológicos que es común encontrar en la práctica?

Por lo general, los terapeutas naturales no se someten a un entrenamiento extenso en psicología. Con los cursos naturopáticos acreditados existe un componente esencial de ciencias de la conducta. Esto es para permitir a los que se titulan a comprender el crecimiento psicológico normal y a reconocer problemas básicos de manera que puedan derivar a los pacientes con las personas con entrenamiento adecuado. También se tienen cursos obligatorios en destrezas de asesoría en cursos acreditados, además de entrenamiento en relaciones humanas. Los médicos de todos tipos necesitan constantemente estas destrezas, sea en medicina ortodoxa o en los muchos grupos complementarios. Nunca pasa un día en el consultorio sin alguna necesidad de usar destrezas y comprensión de cómo tratar con los aspectos psicosomáticos de los trastornos de la salud. El médico perceptivo es capaz de reconocer cuando un mal físico tiene un trasfondo psicológico, sea indigestión, insomnio, agotamiento, dermatitis o artritis. Tal vez una de las percepciones más necesarias en el trabajo de la salud es poder "sopesar" en forma adecuada los factores físicos y psicológicos de cualquier enfermedad o trastorno.

He elaborado una guía o modelo básico en esta área con el paso de varios años de trabajo de consulta. Es más o menos así. Después de escribir un cuidadoso historial médico, hago mi valoración física empleando análisis Vega, diagnóstico del iris, palpación y cualquier otra ayuda física que parezca indicada. Ya se tiene una buena indicación del grado del problema físico y el grado en que es agudo, severo o crónico. Pongo en equilibrio estos factores contra la experiencia del paciente. A veces existe una gran discrepancia.

Por ejemplo, considera el caso de las alergias que en la actualidad asedian a los terapeutas naturales. Con mucha frecuencia no hay nada en el iris o el análisis Vega que indique la extrema incomodidad que sienten algunas personas. No todas las personas con agotamiento, hinchazón abdominal, flatulencia, diarrea o estreñimiento caen en la categoría de neuróticas, pero por desgracia sí lo hace un número creciente. Como se discutió en el capítulo 10, encontramos que un desequilibrio o conflicto en el nivel de sentimientos o astral tendrá como resultado una alteración del centro de energía del plexo solar y esto, a su vez, trastornará todas las actividades digestivas. Las tendencias modernas han alentado a estas personas a considerar su problema como algo que procede de factores externos en forma de alimentos que no pueden manejar.

En cualquier trastorno psicosomático existe una coincidencia entre los factores físicos y los psicológicos. Debido a nuestro moderno estilo de vida occidental y a malos hábitos alimenticios, a menudo las enzimas digestivas están gravemente dañadas y con certeza es verdad que en tal estado se manifestarán alergias con facilidad. Sin embargo, es interesante que las mismas personas con estos problemas tengan una recuperación significativa con el tratamiento de unos cuantos meses (ver el capítulo 7) y otras parecen ser pacientes resistentes a la terapia. El segundo grupo tiende a pasar de un terapeuta a otro durante muchos meses de tratamiento, llevando consigo sus listas de alimentos o, en algunos casos, muestras interminables de alimentos para que se les examine en cuanto a la compatibilidad. Estas personas han quedado fijas en sus problemas y, en consecuencia, aumentaron la irritación física por su atención constante a todo gorgoteo o movimiento en el sistema digestivo.

No hay duda del dolor genuino del que sufre pero es un axioma pertinente que la energía sigue al pensamiento. El ejemplo de las alergias se ha empleado porque está muy diseminado en la comunidad. Otros ejemplos típicos se relacionan con el temor y las ansiedades del paciente con asma que es resistente a la terapia, o a la tensión exteriorizada parcialmente de las personas que sufren de diversos males inflamatorios de la piel.

Después de calcular las proporciones relativas de los parámetros físicos y psicológicos de cualquier trastorno, primero abordo el lado físico por varios meses para averiguar cuánta mejoría puede tener. Cuando hay un mínimo de conflicto emocional, el paciente por lo general siempre muestra una considerable mejoría en menos de dos meses y esto se consolida en los siguientes dos meses. Los remedios se reducen entre los meses cinco y nueve, dependiendo de la severidad de la situación. El paciente resistente a la terapia a menudo no tiene mejoría en los primeros tres meses. Después de investigar la posibilidad de predisposiciones miasmáticas subyacentes, de tensión geopática o de toxinas del medio ambiente, es entonces el momento para investigar los sentimientos y pensamientos del paciente más a fondo.

Casi sin fallar, sale a la superficie un problema psicológico subyacente. Hubiera sido inapropiado discutirlo en las primeras dos o tres citas. Este tipo de paciente ya ha tratado de culpar al problema en causas físicas que esperan serán tratables con las terapias naturales. A veces tienen una mejoría mínima pero no pueden ir más allá. Encuentro que la persona entonces está lista para admitir la posibilidad de que la causa sea emocional. Con mucha frecuencia será un problema en la vida familiar, en el trabajo o de un estilo de vida deficiente en cuanto a espaciar el trabajo, el estudio, la relajación y los deberes familiares. A menudo habrá un problema de relaciones humanas que será muy útil para el terapeuta expresarlo en forma más completa con el paciente.

En tales casos, a menudo no es necesario, en el caso del terapeuta natural, derivar al paciente con un psicólogo o psiquiatra. Para los terapeutas que no se sienten adecuados en esta área de la asesoría, por lo general están a la mano diversos servicios apropiados de asesoría comunitaria. En consecuencia, el paciente puede continuar asistiendo con el terapeuta natural para los remedios físicos y tal vez ir una vez a la semana para asesoría al mismo tiempo. Se encontrará que los remedios físicos funcionarán mucho mejor. Después de explorar la situación en cierta medida, el terapeuta es capaz de ser más específico al prescribir remedios homeopáticos apropiados o esencias florales para los estados emocionales particulares.

Remedios que influyen en los problemas psicosomáticos

Existen remedios físicos específicos que pueden ayudar con estados psicológicos. En el área de las vitaminas, el grupo del complejo B es el remedio principal a considerar en cuanto a tensión nerviosa, que a menudo es resultado de problemas psicológicos. La B_1 es útil para depresión, energía y para falta de apetito, la B_3 es valiosa por su efecto bioquímico en insomnio, alucinaciones y varias condiciones psiquiátricas, B_5 para agotamiento extremo y B_6 para tensión premenstrual. A menos que exista un problema severo, como alucinaciones o alteraciones sensorias de las esquizofrenias, por lo general es mejor recetar un complejo B que abarque todo el grupo. En problemas particulares un complejo B puede acompañar al componente B que es específico para el mal. La Vitamina C es la otra vitamina soluble en agua de la tensión y también es muy básica para casos de tensión física, sicológica o nerviosa. Las otras vitaminas no son específicas para esta área. Debido a la conciencia pública excesiva y a la preocupación por las vitaminas, a menudo se pasan por alto las sales minerales necesarias para el sistema nervioso. Se puede desperdiciar mucho tiempo y energía en vitaminas e ignorar los componentes básicos de una función nerviosa saludable. Las dos sales más necesarias son fosfato de potasio y fosfato de magnesio.[1] El fosfato de potasio se necesita para la transmisión de la energía nerviosa y se receta en todos los casos de agotamiento, falta de concentración y memoria deficiente, y se le considera el principal alimento mineral para la materia gris del cerebro y el sistema nervioso. El fosfato de magnesio es esencial siempre que exista tensión excesiva, como en espasmos nerviosos, tics, insomnio, dolores de cabeza por tensión y para estrés en cualquier parte del cuerpo. El zinc es otro mineral que tiene propiedades sedantes y

---

[1] Boericke, W. and Dewey, W., *The Twelve Tissue Remedies of Schussler*, 6th edn. B. Jain (New Delhi, 1978) 74, 78.

en presencia de una deficiencia, una persona se vuelve inquieta en exceso. A menudo se observa esta deficiencia en el golpeteo de los pies de los chicos adolescentes.

Todos éstos parecen ser parámetros nerviosos más que estados psicológicos, ¿cómo aplica estos remedios para lo que parecen ser problemas psicológicos? Una persona que viene a la clínica con ansiedades, temores o insomnio a menudo tendrá algunos de estos síntomas nerviosos, como agotamiento, falta de concentración y dolores de cabeza por tensión. En otras palabras, hay un cruzamiento entre los problemas emocionales y las manifestaciones nerviosas. Al dar los remedios físicos primero por unos cuantos meses, se vuelve más obvia la extensión del componente psicológico.

Otra consideración sale a la luz aquí. Si una persona tiene un periodo prolongado de tensión psicológica, agotan vitaminas y minerales particulares con más facilidad que en condiciones normales. Parece una conclusión lógica que la activación interminable de sus células nerviosas agotará el fosfato de potasio del sistema. La Vitamina B, como vitamina soluble en agua, es fácil de agotar con la tensión.[2] Después de que estas deficiencias se vuelven profundas y se ha trastornado la bioquímica es muy fácil caer en un estado depresivo que en realidad tiene una base física. A menos que se corrijan las deficiencias, pueden injertarse estados psicológicos muy reales en la depresión física original. Así se crea un círculo vicioso y el efecto amortiguador de las medicinas modernas hace poco por ayudar al problema.

Existen diversas hierbas que son útiles en conjunto con el complejo de Vitamina B. Principalmente son hierbas de relajación tradicionales como Escutelaria, Valeriana, Pasionaria, Verbena y Agripalma. Pueden ser útiles para tensiones de muchos tipos y sin duda contienen los minerales ya mencionados. Lúpulo, Genciana y Avena Sativa son hierbas que tienen efecto energizante y tonificador en el sistema nervioso. A menudo se combinan con las hierbas más sedantes para dar un tónico nervioso amplio. Ninguna de estas hierbas forma hábito o es adictiva.

---

[2] Lesser, M., *Nutrition and Vitamin Therapy.* Grove Press (New York, 1980).

Todos los remedios que se han discutido hasta el momento tienen una base física para su prescripción pero los remedios de esencias florales están en una clase especial y se recetan específicamente para una amplia gama de estados emocionales. El pionero original de estas esencias fue Edward Bach, un médico de Harley Street que dejó la práctica médica estándar para buscar remedios en el campo inglés con los cuales ayudar a los factores más causativos que encontraba en sus pacientes. Se seleccionaron treinta y ocho flores para diversos problemas y fueron probadas por Bach mismo después de que su sensibilidad causó que adoptara la condición de paciente.[3] Ejemplos de estas esencias florales son Alerce para falta de confianza, Ciruelo Mirobolano para los sentimiento de desesperación, Leche de Gallina para conmoción, Tojo para desesperanza y Esclerantus para indecisión.

Las flores se recogen cuando el sol está en su meridiano y se remojan por varias horas con agua de una corriente no contaminada. Luego se filtra la solución para quitar las flores y se conservan con brandy. Se notará que la solución no puede contener mucho en lo que se refiere a moléculas físicas de la planta y, por lo tanto, se considera que tienen efecto homeopático. Bach hizo su trabajo en las décadas de 1920 y 1930, y en años más recientes se han añadido diversas flores al repertorio. Esta investigación posterior tuvo lugar en especial en Colorado y California, en Estados Unidos, y en Queensland, Australia.

Cuando se recetan las esencias florales, es común que el terapeuta elija alrededor de cinco esencias, de acuerdo a los estados emocionales del paciente como los percibe el terapeuta. Esto da otra buena razón para que el terapeuta se de cuenta mediante la observación y el diálogo de la psicología del paciente. Los clientes que mejor se expresan pueden ayudar mucho al terapeuta al expresar cómo reaccionan a la vida y a situaciones particulares, y el paciente que se conoce casi es capaz de seleccionar sus propias esencias florales. Es interesante que los pacientes se dan cuenta clara del efecto de las esencias florales incluso si no se les dijo que se les recetaron

---

[3] Chancellor, P. M., *Handbook of the Bach Flower Remedies*. C. W. Daniel and Co. (London, 1971).

para dar equilibrio a estados emocionales. Harán comentarios en el sentido de que son más felices o más tranquilos con las gotas de Bach que se les recetan.

Aunque podría parecer que las esencias florales influyen en las emociones desde fuera, se ha notado que no todos responden a esta terapia. Todavía se debe llevar a cabo ese movimiento básico hacia la integración por parte del paciente que parece abrir la puerta para que cualquier terapia funcione por completo. En consecuencia, algunas personas dicen que el efecto es sólo de placebo. El efecto placebo no parece explicar el efecto sorprendente de las flores de Bach en gatos, perros y caballos.

Historial médico

Hace poco se recibió una llamada de una mujer de una zona del campo que exhibe perros. Uno de sus perros tenía una peculiaridad temperamental especial que la estaba sacando de quicio. Tenía que ver con irritabilidad, impaciencia y ansiedad extremas. Se le aconsejó reunir las flores de Bach llamadas Mimulus, Ciruelo Mirobolano, Leche de Gallina y Jara, además de fosfato de magnesio, y administrarlos en solución al perro. Tres semanas después llamó para decir que el perro se había transformado por completo en su temperamento.

En la actualidad se entiende y se experimenta que las esencias florales afectan la conciencia a través de los centros energéticos o chakras y que tienen un efecto directo en el reino etéreo que es el puente entre los estados psicológicos y el cuerpo físico. Las esencias parecen tener una acción refleja de lo etéreo en los mundos emocional y mental de la persona. Es posible que establezcan una resonancia basada en una frecuencia armónica particular. Se ha postulado que la flor es la porción más espiritualizada de la planta y es por eso que la esencia de una flor puede tener un efecto tan prolongado en la psique humana. Una teoría sugiere que las estructuras cristalinas que se ha demostrado existen en sangre, huesos y sistema nervioso pueden almacenar y amplificar los efectos vibratorios y armónicos de los remedios homeopáticos y las esencias florales.

Aún está por esbozarse el mecanismo real con que los remedios homeopáticos tradicionales o las esencias florales pueden afectar sentimientos y pensamientos. Es obvio un descubrimiento en la práctica clínica. Los pacientes que pueden tomar una dirección más positiva en crecimiento y creatividad son los que hacen el trabajo psicológico y toman remedios apropiados. Los remedios parecen eliminar las obstrucciones etéreas de manera que las energías psicológicas y espirituales pueden fluir a la conciencia del cerebro físico y al sistema nervioso. En los trastornos psicosomáticos, debido a la superposición de alteraciones psicológicas y físicas, es imposible decir qué área cambia primero o si el proceso tiene lugar al mismo tiempo. Me parece que después de observar el largo tiempo que la gente requiere por lo general para cambiar en la asesoría o en programas de terapia, una combinación de trabajo psicológico y terapias naturales tiene una enorme ventaja en cuanto a la rapidez de los resultados.

A menudo es apropiado comenzar el tratamiento con remedios físicos.

Historiales médicos

Lorraine

Fue típico el caso de Lorraine, una empleada de banco de treinta y dos años de edad. Fue a la clínica después de haber estado con medicamentos fuertes para depresión por ocho años. También bebía mucho y consumía diez vasos de vino al día después del trabajo. Su cara era la apariencia de máscara típica de la persona muy sedada. Tenía síntomas de dolor de espalda y de cuello; todos los síntomas eran peores antes del periodo menstrual. Por supuesto, estaba en un estado de cansancio y agotamiento nervioso a pesar del hecho de que según el diagnóstico del iris la constitución básica era buena y bajo circunstancias normales hubiera requerido pocos complementos. El análisis Vega reveló una "edad biológica" elevada y el hígado estaba estresado por la medicación farmacéutica y el alcohol.

El primer mes de tratamiento consistió en una capsula combinada que contenía complejo de Vitamina B, potasio, magnesio y fosfato de calcio, y pequeñas cantidades de otras sustancias, como zinc. Para combatir la pereza del hígado se recetó una tableta herbal que contenía las hierbas para el hígado, Diente de León, Olmo Racemoso, Árbol de la Nieve y Cardo Mariano. Se emplearon las flores de Bach, Mostaza, Tojo, Nogal, Jara y Ciruelo Mirobolano siempre que se sentía trastornada en lo emocional. Además, se incluyeron hierbas reumáticas para una condición esquelética y medicación homeopática para la tiroides.

Una gran mejoría tuvo lugar durante el primer mes. Volvió con una expresión totalmente distinta, móvil pero relajada, había dejado todas las drogas e incluso casi había dejado de beber demasiado café, pero todavía consumía la misma cantidad de vino. Había mejorado mucho la energía y el análisis Vega indicaba una menor "edad biológica" además de mejoría en el funcionamiento del hígado. En la siguiente cita informó haber reducido el vino a tres vasos y que había perdido 3.5 kg.

En la siguiente cita, Lorraine informó de una mejoría general continua pero explicó que todavía se sentía mal antes y durante el periodo menstrual. También había comenzado a comer más y había vuelto a su hábito de bebida. Se recetó una mezcla homeopática extra para la tensión menstrual y se continuó con los otros remedios con cambios menores. Para la sexta cita resultó obvio que se necesitaba más que los remedios físicos ya que había sufrido una recaída fuerte en la bebida. Fue entonces que pareció valioso explorar las corrientes subterráneas psicológicas de su trastorno de salud. Explicó que no le gustaba ir a casa después del trabajo porque sus tres hijos y su marido, que era trabajador de turno, dejaban el lugar hecho un desastre. Tenía la preocupación de que no se podía mantener el estándar de limpieza que se le enseñó a ella.

Se sugirió que se emplearan con más frecuencia los remedios de Bach, en especial antes de ir a casa y al llegar a ésta. También se reconoció que se debían adoptar nuevas actitudes respecto al problema de la casa, por ejemplo, considerarlo un problema temporal que pasaría cuando los niños crecieran y tomar la decisión de limpiar la casa sólo una vez a la semana sin importar lo sucia que llegara a estar. Lorraine señaló que otras personas podrían ver la casa en desorden, pero al preguntarle admitió que difícilmente alguien iba de visita sin avisar. También discutimos la relevancia de una casa sucia en relación con un cuerpo enfermo si seguía bebiendo.

En la siguiente cita, Lorraine informó que se había esforzado en hacer frente a la situación existente empleando sus esencias florales con más frecuencia y adoptando un punto de vista más filosófico hacia la vida. Para su sorpresa, los niños y el marido parecieron responder a su nueva actitud volviéndose más ordenados y útiles.

Shirley

El caso de Shirley es otro ejemplo típico en que una mezcla de discusión y remedios parecieron hacer maravillas. Shirley asistió a la clínica de forma intermitente durante su madurez por diversos trastornos subclínicos. Tenía mucho sobrepeso y sufría de periodos de agotamiento y en una etapa una infección respiratoria muy severa que al final tuvo como resultado costillas rotas por toser. Tal vez debimos notar su propensión al desequilibrio de calcio en esta etapa.

Entonces pasaron varios meses antes de que volviera después de un húmero fracturado en el brazo que se negaba a sanar. A pesar de toda ayuda natural que se podía reunir en cuanto a vitaminas, hierbas, minerales y remedios homeopáticos, el hueso se negaba a curar. Incluso siguió el tratamiento de un veterinario que tenía una brillante reputación por tratar fracturas persistentes en caballos. También sugerí que fuera con un doctor que se especializaba en la curación de fracturas mediante el uso de corrientes magnéticas. El tratamiento ortodoxo estaba formado por seis operaciones quirúrgicas a las que se negó. Continuó con los remedios naturales básicos para mantener su salud general con el mayor orden posible y se resignó a soportar el dolor del brazo y un bulto siempre creciente alrededor del sitio de la fractura, que supongo era un conglomerado de calcificación inapropiada y tejido de cicatrización.

Algún tiempo después volvió de nuevo para otra valoración y explicó que se sentía con molestias emocionales y que ya no aguantaba más. La familia la estaba hundiendo y sentía que no tenía espacio personal desde que su marido se había retirado y los hijos casados siempre necesitaban su ayuda y consejo. Le sugerí que incluyera al marido en la discusión y le preguntara si sentía que podía hacerse el desayuno y la comida para dejar a Shirley más tiempo libre para dedicarse a sus propias actividades. Él estuvo de acuerdo de inmediato. Como Shirley ya estaba tomando hierbas, minerales y vitaminas básicos, le di sólo Natrum Sulphuricum en la potencia

200 que tal vez sea su constitucional, fosfato de magnesio en la potencia 30 para el dolor de pecho, y flores de Bach: Carpe, Mimulus y Castaño de Indias.

Después de que se marchó, la hija de Shirley habló por teléfono y estaba muy preocupada por la salud de su madre. Recibí una explicación totalmente distinta... desde el punto de vista de la hija, siempre la llamaba su madre para que la ayudara. En realidad no es el trabajo del terapeuta juzgar respecto a quién tiene razón en una situación así, de manera que sugerí a la hija de Shirley que sólo la visitara una vez al mes para que Shirley tuviera entonces espacio para desarrollar su propia vida.

Un par de meses después, Shirley volvió para una revisión en un estado de ánimo muy positivo y estaba convencida de que las flores de Bach habían hecho maravillas para mejorar sus actitudes. Le expliqué que el remedio homeopático constitucional también pudo ayudar y resultó obvio que la situación familiar había mejorado mucho. Shirley explicó que ahora se sentía capaz de continuar con su vida. Es muy difícil juzgar qué énfasis poner en la exploración de una situación en las relaciones humanas de manera que los participantes puedan ver todo con más claridad y puedan actuar en concordancia. Shirley recibió suministros extra de sus medicamentos además de un remedio homeopático extra para la función perezosa del riñón. Sabe que puede volver siempre que necesite atención.

Más dimensiones en la psicología

En el capítulo 10, se discutió la constitución esotérica relacionada con la parte sutil de nuestro ser. Este mecanismo implica al cuerpo astral y al mental como vehículos para nuestras emociones y pensamientos. Se mencionó nuestra esencia interna o alma en términos del factor curativo dentro de cada individuo que puede invocar la personalidad mediante trabajo psicológico y la alineación que proporciona la meditación.

Hace poco, he trabajado con grupos de pacientes resistentes a la terapia empleando discusión y una forma creativa de meditación para fortalecer la experiencia diaria de alineación con nuestra alma o esencia interna para proporcionar un factor integrador de curación en la personalidad. Nos hemos reunido una vez a la semana durante un periodo de seis semanas y los participantes reciben una cinta de la meditación como se llevó a cabo en el grupo para usarla en casa. Aunque tenía el propósito de que las sesiones preliminares principalmente presentaran instrucciones y discusión sobre el mecanismo esotérico para nuestra conciencia, en la práctica salió diferente. Se presentaban diversos temas psicológicos dependiendo de los problemas particulares de los individuos y, donde era apropiado, se enlazaba la filosofía esotérica en estas discusiones si proporcionaba un marco útil para el crecimiento y la comprensión.

Por ejemplo, se mencionaba continuamente el tema de la libre elección. Este concepto se discutió en términos de escoger salud o enfermedad y luego esto condujo a una discusión más profunda en cuanto a la posibilidad de la reencarnación y las elecciones que se hacen (tal vez antes del nacimiento) en cuanto a nuestros padres, lugar de nacimiento y herencia genética de acuerdo al karma de vidas previas. Entonces, a veces se debate el tema completo de la reencarnación y el tema paralelo de la muerte, la retirada de la vida y surgen las diversas formas en que la gente muere, tanto en lo psicológico como en lo físico. Encuentro que a la gente le parece muy significativo discutir estos temas en relación con sus propias experiencias.

Muchas personas tienen experiencias fuera del cuerpo pero se muestran reticentes a discutirlas por temor al ridículo. Después de experimentar su conciencia como algo separado de su cerebro, es natural que estén muy interesados en discutir el gran conjunto de enseñanzas sobre el tema que nos ha llegado de Oriente. Otras discusiones van de la variedad de los estados transcendentales que la gente experimenta más allá de las sensaciones, sentimientos y pensamientos físicos normales de nuestra vida de personalidad.

Otro tema principal se relaciona con la experiencia de los miembros del grupo con familiares más viejos que poco a poco se retiran de la vida y que parecen pasar por algún tipo de desintegración de la personalidad. La senilidad y la falta de reconocimiento de miembros de la familia y de eventos presentes pueden ser muy enigmáticas a la luz de una filosofía materialista. En la psicología esotérica, el proceso se acepta como la retirada (a veces durante muchos años) del alma antes de la muerte del cuerpo físico. Después de la retirada, la personalidad, en cuanto a la naturaleza de las sensaciones y la mente inferior, empieza a carecer de coordinación y dirección, y se manifiesta una existencia más vegetativa y como de niño. Esto tiene lugar porque el alma es el factor integrador.

La meta de estas discusiones de grupo podría considerarse revelar a los participantes los diversos niveles en que funciona su conciencia, empleando experiencias simples comunes que tienen que ver con nuestras sensaciones, sentimientos y pensamientos cotidianos y luego buscar ejemplos en nuestras vidas que se podrían clasificar como experiencias "máximas" cuando nuestra conciencia se eleva temporalmente a un nivel de ser más significativo e intrínseco. El proceso de meditación nos permite tener control sobre estos estados de conocimiento curativo y nos permite invocarlos a voluntad. Es un proceso gradual y mediante meditar con regularidad con el grupo, se amplía la fuerza del proceso de manera que el individuo en realidad empieza a experimentar flujos de energía que son curativos.

El proceso de meditación que se enseña está diseñado en base al ritmo respiratorio. Primero se hace una alineación que se relaciona con la inhalación y está diseñado en tres etapas. Primero, hay una relajación del cuerpo físico empleando una visualización de luz que se mueve alrededor de todas las partes del cuerpo. Entonces nos concentramos en nuestros sentimientos o la naturaleza astral e imaginamos estar recostados en un estanque de agua calmada y cristalina con la luz solar pasando por el agua y vemos emociones negativas que fluyen al agua donde se transmutan gracias a la luz solar. Entonces nos concentramos en el nivel mental mediante visualizar la mente como un diamante de muchas facetas que puede reflejar la verdad desde todos los ángulos. Entonces se comprende nuestra personalidad completa como algo totalmente integrado y alineado.

El interludio más elevado se describe como la pausa entre la respiración de entrada y la de salida (hablando en forma metafórica). Empleamos este tiempo, que se puede extender de 3 a 8 minutos o más, para una reflexión silenciosa sobre un pensamiento que se suministra. Un método empleado es crear todas las cualidades más elevadas imaginables en el centro del corazón entre los omóplatos: el chakra del corazón. Después de agotar todas las ideas, mantenemos una posición de aplomo y alineación tranquilos para permitir que las energías espirituales de nuestro ser superior penetren en toda parte de nuestro ser. Se ha descubierto que música muy tranquila y sin forma es valiosa para acompañar al trabajo de meditación.

La exhalación o precipitación implica reunir las energías recibidas en la meditación y hacer algo creativo con ellas. A veces las enviamos alrededor del círculo y esto siempre lo experimentan casi todos en el grupo como un poderoso flujo de energía positiva. También enviamos individualmente energía radiante positiva para rodear a alguien que sabemos que lo necesita y lo visualizamos como radiante y saludable. Como parte final de nuestra exhalación de energías, les permitimos fluir hacia abajo para aclarar nuestra mente inferior, estabilizar y serenar nuestra naturaleza de sentimientos y astral, y recargar y energizar la naturaleza etérea y física. El proceso completo por lo general se programa para durar alrededor de 20 minutos.

Además, empleamos la meditación irradiadora de curación tomada de *Curación Esotérica* de Bailey y para esta meditación de grupo alguien escoge ser el paciente para esa sesión. Es una forma de permitir a los miembros del grupo para dejar a un lado su mente y aprender a usar la energía curativa en una forma positiva. Por lo general, el paciente experimenta la energía en una forma muy positiva y emotiva y es un aliento para los miembros del grupo trabajar en esta forma subjetiva para curar sus problemas.

Este enfoque a la psicología es muy diferente al enfoque ortodoxo. La meta es alejar los ojos de la personalidad (emociones y mente) del problema, crear un punto de curación en un nivel más central y permitir a la persona en realidad experimentar las energías que fluyen de este nivel. Una experiencia común es que si el énfasis se retira del problema mediante esta forma de sustitución, le puede seguir con rapidez la resolución del trastorno de salud. Se debe enfatizar que este enfoque puede no ser apropiado para personas con graves trastornos de personalidad y no se recomienda para quienes sufren de genuinas enfermedades psiquiátricas. Con mucha frecuencia, el tipo de persona que se beneficia es el paciente naturopático típico, que ha escogido responsabilizarse por su propia salud, peo que se ha vuelto resistente a la terapia. Esta resistencia podría surgir de diversos conflictos emocionales comunes, condicionamiento, ansiedades o simplemente por la mente sobreactiva pero no siempre productiva que con frecuencia acompaña a la condición de empezar a buscar el significado de la salud y la vida.

Ha sido una experiencia gratificante trabajar con personas de esta manera y ayudarlas a encontrar su esencia o ser internos y así avanzar hacia la salud. Una de las primeras señales de que este proceso está funcionando es ser testigo de la creatividad que empieza a manifestarse en la vida. El alma es la fuerza creativa en nuestro ser ya que está concentrada en el nivel mental superior o el reino de las ideas. Restaurar la salud es crear o recrear nuestro medio ambiente personal, los vehículos físico, astral y mental, de manera que el alma se pueda manifestar en forma más completa en este ambiente personal.

A una escala mayor, esto tiene como resultado movimientos de salud de diferentes tipos: ecología, conservación, educación, ayuda tecnológica a países subdesarrollados y compartir los recursos planetarios. Si consideramos la salud a escala global, podemos comprender que el aspecto etéreo planetario se verá afectado drásticamente por iniciativas positivas de este tipo.

Historiales médicos

Michelle

Michelle asistió a mi clínica por una condición epiléptica durante un periodo de dieciocho meses. Tuvo avances considerables en su salud general con combinaciones minerales y complejo de Vitamina B para el sistema nervioso central, tabletas herbales para relajar los nervios, remedios homeopáticos específicos como Bufo para la epilepsia y remedios florales de Bach para equilibrar las emociones. Mejoró su energía general y se resolvió una erupción persistente bajo su brazo con hierbas linfáticas y para el hígado en combinación con el otro tratamiento para nerviosismo general.

Se mejoró su tendencia epiléptica pero todavía continuaba y colgaban sobre Michelle temor y tristeza constantes que experimentaba como un bloqueo fuerte cerca del chakra del plexo solar. Se discutió la meditación en varias ocasiones y comenzó a practicar la meditación y se metió a un curso de visualización creativa. Fue interesante que continuó una tendencia rebelde a las hemorroides y que era resistente a toda terapia. Esto nos dio una pista de un profundo resentimiento sin resolver. Michelle experimentaba una falta de voluntad para vivir, aunque no era suicida. También experimentaba inseguridad en cuanto a cómo manejar los sentimientos negativos que surgían durante la meditación, no sabiendo si luchar contra ellos o entrar en ellos para comprender su origen. Para el observador casual, Michelle daba la impresión de una persona sensible e inteligente con una presencia externa resplandeciente.

Cuando mencioné la idea de comenzar un curso de meditación para los pacientes, Michelle fue una de las primeras en mostrar interés. Sintió el beneficio del proceso de meditación que seguimos y disfrutó la interacción psicológica entre los miembros del grupo. Aún no podía resolver el bloqueo en su psique y todavía experimentaba estados emocionales negativos durante la meditación. Sugerí que ella y yo tuviéramos unas sesiones privadas para permitir más tiempo para resolver estas corrientes subterráneas en su vida. Meditamos juntas por alrededor de 45 minutos cada sesión y empleamos el mismo proceso de alineación que se describió antes.

En la primera sesión sugerí a Michelle que tratara de mantener la posición de observadora objetiva que descansa en su ser o alma internos cuando los sentimientos negativos empezaran a surgir. Mi parte fue mantener la alineación con mi alma de manera que las energías curativas pudieran fluir hacia su alma siempre que se necesitara durante el proceso. Durante la relajación empleando luz ya se había sentido casi dominada por la oscuridad, tan fuertes eran las energías que esperaban ser liberadas. Entonces ella reexperimentó su muerte como una anciana triste en su encarnación previa. A esto le siguió el renacimiento en la presente encarnación y la experiencia de luces fuertes en la sala de partos además de la devastadora experiencia de traer la misma tristeza a la encarnación presente.

Michelle luego revivió su vida presente en los días de la infancia y vio cómo había creado un truco nervioso de borrar la realidad al desarrollar la habilidad de experimentar luces relampagueantes que cruzaban su cabeza. Tal vez este hábito formó la base para su epilepsia. También experimentó que en la infancia flotaba sobre su cuerpo. La tristeza continuó durante toda la infancia hasta llegar a adulta. La siguiente experiencia durante la primera sesión fue que el bloqueo psíquico cerca del centro del plexo solar empezaba a moverse hacia arriba, a la garganta y luchó para impregnar este bloqueo con luz y prevenir un sentimiento de que se iba a sofocar. Por último, se liberó y se disolvió el bloqueo negativo. Esta etapa se experimentó como luz que entraba en ella como corrientes de lentejuelas de colores y sintió una sensación maravillosa de alivio y ligereza, y una nueva dirección. En esta etapa, también experimenté su aura como que se expandía en gran medida y se hacía más ligera.

Michelle describió cómo hizo un intento de mantener la posición de observadora y aunque había sido muy difícil para ella, pienso que fue la clave para el éxito de la sesión. Fue significativo que las hemorroides dejaron de molestar a Michelle después de esta experiencia.

Tuvimos otra sesión cinco días después, ya que a pesar de que había mejorado mucho aún había cierta experiencia de bloqueo psíquico. Michelle estaba muy consciente de un vacío en la alineación entre sus vehículos y sentía que esto tal vez coincidía con la incapacidad para mantener la alineación todos los días y que le daba la tendencia epiléptica. Este vacío tal vez estaba entre los niveles etéreo y astral.

En la segunda sesión sintió una fuerte impresión de no continuar más con el bloqueo negativo y la tristeza. Yo también tuve la impresión de que esta sesión iba a ser en una línea diferente y me esforcé por hacer la alineación curativa irradiadora con la meta de ayudar en el proceso curativo. Michelle experimentó la curación de su vacío en la alineación como el principal beneficio de esta sesión. De nuevo volvió a vivir experiencias de la infancia y recordó su habilidad para meditar en ocasiones, incluso cuando niña, lo que indicó el lado positivo de su naturaleza, incluso cuando era muy joven.

En la siguiente sesión de grupo, Michelle informó haber tenido una semana muy inquietante ya que sintió que estaba a punto de sufrir un ataque epiléptico toda la semana. Estaba muy nerviosa respecto a continuar sus experiencias de meditación ya que este sentimiento de terror al parecer comenzó paradójicamente después de la experiencia de alineación completa que siguió a la segunda sesión privada. Al hacerle preguntas, admitió que no había vuelto el bloqueo alrededor del plexo solar y se sugirió que la experiencia de esta semana actual fue un tipo de crisis de la curación que fue resultado del movimiento en su psique del bloqueo previo. Mencionó otro bloqueo en la zona de la cabeza que aún no se había movido.

La siguiente noche tuvo lugar una sesión más de meditación privada y nos pusimos de acuerdo en que no sería una exploración del pasado ni de cualquiera de los problemas sino una sesión curativa para consolidar las ganancias previas, y erradicar y resolver finalmente la falta de alineación, los vacíos y el bloqueo final en el área de la cabeza. Michelle estaba muy consciente de las energías curativas que fluían por ella y a su alrededor durante la mayor parte de la sesión. Se sintió positiva al final de la sesión y encontró que se había ido el bloqueo en la cabeza. Mencionó el reconocimiento de una fuente de poder y energía de su interior. Pareció alcanzarse un punto crítico en el cual, aunque a veces sintió disturbios en su interior, el temor y tristeza básicos habían desaparecido y en su lugar estaba la experiencia de un punto central de vida y amor que surgían.

Como Michelle había asistido a diversos programas psicológicos y de consejeros sin que ayudaran a su problema básico, es un buen caso para ilustrar el beneficio de enseñar a la gente cómo provocar un cortocircuito a sus problemas empleando energías del alma. El material que se encontró en esa primera sesión podría requerir meses para desenredarla, si es que se llegaba a desenredarla, empleando enfoques psicológicos tradicionales o modernos. Aún se necesita trabajar con Michelle... no se han eliminado todos sus bloqueos pero ha experimentado algo de crecimiento positivo.

Brian

Uno de los aspectos emocionantes de trabajar con este primer grupo de pacientes fue ver cómo empezaban a tener un gran interés en unirse en el proceso curativo de los demás y el sorprendente potencial que empezaba a liberarse. La mayoría de los doce no había empleado la meditación antes y se debe recordar que, al principio, eran pacientes resistentes a la terapia. Durante la sexta sesión, sugerí que cuando lleváramos a cabo la meditación curativa irradiadora, yo emplearía la técnica de curación magnética para trabajar con Brian para fortalecer la inmunidad a través del chakra del corazón. Mientras tanto, se esforzarían en mantener su alineación de alma, mente, cerebro y aura para fortalecer todo el proceso como grupo.

A Brian se le había diagnosticado una forma muy severa de tumor maligno y se estaba sometiendo a quimioterapia exhaustiva. Había respondido muy bien al tratamiento naturopático básico y a la quimioterapia, y estaba meditando con regularidad todos los días. Ya había superado su prognosis por algunas semanas y se las había arreglado para conservar también su vida laboral normal. En este punto, había tomado la valiente decisión de no continuar con la quimioterapia.

Por primera vez durante la meditación, experimentó colores amarillo y anaranjado que lo rodeaban durante el proceso curativo. Otro miembro del grupo que era nuevo en la meditación experimentó los mismos colores alrededor de Brian. Anaranjado es el color de la vitalidad y el amarillo se asocia al sistema inmune. Esta consistencia en las observaciones es en realidad muy rara incluso entre clarividentes de toda la vida.

El grupo se programó originalmente para seis semanas pero todos deseaban continuar de manera semanal. Su meditación diaria había empezado a fortalecer su vida y salud. Esta combinación de remedios físicos naturales, pensamiento creativo y meditación promete mucho para un nuevo proceso médico y terapéutico totalmente holístico.

Capítulo **13**

MEDICINA DEL FUTURO

¿Cómo avanzarán las terapias naturales en el futuro?, ¿se reconocerá a los terapeutas naturales y se les permitirá trabajar con medicina ortodoxa?, ¿a qué tipo de entrenamiento se somete ahora a los terapeutas naturales y cambiará esto en el futuro?, ¿cómo se pueden construir puentes entre la medicina ortodoxa y la complementaria?, ¿cuáles son las implicaciones económicas de la medicina natural?

Creatividad y terapias naturales

Practicar terapias naturales es tener una ocupación muy creativa. A cada paciente se le trata como un individuo y es única la mezcla de terapias empleadas para cada persona. El terapeuta educa poco a poco a los pacientes respecto a nuevos estilos de vida y sobre la comprensión de las causas de la salud y la enfermedad. Esto inspira una actividad creativa de los pacientes conforme transforman poco a poco sus vidas y es muy gratificante observar este cambio creativo. El siguiente párrafo de *Curación Esotérica* de Alice Bailey resume este enfoque:

> Los métodos de curación y las técnicas de alivio son peculiares a la humanidad y son resultado de la actividad mental del hombre. Indican su poder latente como creador y como alguien que progresa hacia la libertad. Indican su habilidad discriminadora para sentir la perfección, para visualizar la meta y, en consecuencia, para trabajar hacia la liberación máxima.[1]

---

[1] Bailey, A. A., *Esoteric Healing*. Lucis Press (London, 1953) 13.

En el capítulo 10 se discutió el factor del alma o la esencia espiritual dentro del centro de nuestro ser. Es el alma el factor creativo en cualquier proyecto ya que tiene los colores de las energías del plano mental superior. Una cantidad creciente de personas están llegando a la conciencia de su alma mediante la meditación y el pensamiento reflexivo. En relación a la salud y el bienestar, esto significa una búsqueda de soluciones creativas a los problemas de salud. Las terapias naturales están a la vanguardia de esta actividad creativa.

En concordancia con esta tendencia, los pacientes de los terapeutas naturales suelen estar bien educados, son conscientes de sí mismos y tienden a responsabilizarse por su propia salud. El avance de sus actitudes creativas se observa en cómo suelen diseminar las ideas y técnicas de las terapias naturales entre sus familias y amigos. Por esta razón, la mayoría de nuestros pacientes se presentan por la comunicación de boca en boca y no por la publicidad o por reconocimiento o subsidio del gobierno. Un resultado positivo de esta situación es que sólo los terapeutas con integridad, que pueden ayudar a producir cambios saludables en el paciente, continúan activos por algún tiempo.

En fechas más recientes en Australia, ha comenzado una fase nueva y tiene implicaciones para el futuro de las terapias naturales en cuanto a educación y reconocimiento del gobierno. En el capítulo 1, se detallaron las principales terapias tradicionales de nutrición clínica (terapia de vitaminas y minerales), la medicina herbal y la homeopatía. La acupuntura también es una terapia tradicional importante pero nunca ha gozado de la popularidad en Australia de las otras terapias principales. Sin embargo, debido al interés médico en la acupuntura, ha sido la primera terapia natural en ser introducida en los sistemas de educación del estado.

Las terapias auxiliares también se describieron brevemente en el capítulo 1 y se han expandido en diversas direcciones desde la última encuesta del gobierno sobre las terapias naturales en Australia. Esto ha causado un gran dolor de cabeza a los educadores en este campo. Se han realizado diversas investigaciones de las terapias naturales en Australia. El siguiente resumen demostrará los considerables cambios que han tenido lugar en cuanto al punto de vista del gobierno y sus actitudes hacia las terapias naturales.

Reconocimiento a las terapias naturales

Como uno de los educadores de más alto nivel en la esfera de las terapias naturales en Australia, he podido observar el crecimiento de las terapias naturales durante el periodo de su mayor expansión. En 1973, sólo había participado en el escenario de educación por poco más de un año cuando una investigación de todos los partidos del Senado sobre la naturopatía tuvo lugar en Victoria. Al principio, tenía la intención de ser una investigación sólo de la medicina quiropráctica, pero se extendió para incluir la naturopatía. Entre los miembros del comité de investigación estaban miembros del parlamento sin educación médica o científica. Se expresaron abiertamente prejuicios desde el inicio de la investigación y no fue sorprendente cuando el *Informe sobre Osteopatía, Quiropráctica y Naturopatía* se publicó en 1975 que sugiriera poco apoyo para el reconocimiento de la profesión o apoyo o subsidio al entrenamiento. Un comentario positivo se relacionaba con la fundación de la Escuela del Sur de Terapias Naturales de Alfred Jacka:

> Han sido notables los esfuerzos del señor Jacka por establecer una escuela significativa y han producido abundante evidencia para apoyar su entusiasmo por la necesidad de tener un entrenamiento adecuado.[2]

Apenas se estaba digiriendo este informe cuando se estableció una investigación de la Comunidad de Naciones, con un académico destacado como presidente, el mismo año en que se postergó el informe de Victoria. Este comité contenía más gente calificada en medicina y ciencia que la investigación estatal, pero pronto resultó obvio que había parcialidad incluso antes de que completaran las investigaciones. Varios miembros del comité eran de la profesión médica ortodoxa y ningún miembro tenía alguna comprensión previa de las terapias naturales. No se intentó hacer una investigación imparcial o sistemática de la práctica o los principios de las terapias naturales y no se llevó a cabo una investigación adecuada de pacientes, registros de los pacientes o programas de tratamiento.

---

[2] *Report Upon Osteopathy, Chiropractic and Naturopathy.* Victorian Parliament (1975) 27.

No se hizo una valoración de las actitudes del público hacia las terapias naturales.

El informe Webb, como se le llama coloquialmente (en honor al presidente, el profesor Webb), se publicó en 1977. Recomendaba el registro para la quiropráctica y la osteopatía pero no vio necesidad o posibilidad de reconocimiento para la naturopatía, el término empleado para abarcar las terapias internas que implican el uso de minerales, vitaminas, hierbas y homeopatía. En contraste, en ese tiempo el interés en la naturopatía ya se había demostrado mediante la asistencia a clases dirigidas por la división de Educación Técnica y Posterior del Departamento de Educación. Yo había diseñado y daba conferencias en series de diez semanas que atraían a noventa alumnos para cada serie. El interés continuó por los nueve años que seguí impartiendo conferencias para el Consejo de Educación para Adultos. Las listas de clase revelaron que entre los participantes estaban muchos profesionales, en especial, enfermeras y maestros.

Durante el principio de la década de 1980, al crecer el interés y la experiencia de las terapias naturales entre miembros del público en general, los terapeutas naturales eran asediados por una serie de movimientos oficiales para restringir su práctica. Por lo general, se encontró que el origen de las iniciativas para estas restricciones era la misma fuente y se pasó mucho tiempo y energía educando al gobierno sobre los hechos reales.

El movimiento más significativo fue el Anteproyecto Oficial sobre Vitaminas y Minerales sobre el que se alertó a los terapeutas naturales en 1981. Este Anteproyecto Oficial se redactó de tal manera que se hubiera restringido mucho nuestro acceso al tipo de remedios que usamos habitualmente. Después de que alertamos al público en general de la situación, individuos preocupados enviaron 250,000 cartas a los miembros del parlamento federal. El Anteproyecto Oficial sobre Vitaminas y Minerales desapareció de la escena.

En 1984, otro intento de restringir las terapias naturales surgió como una legislación llamada el Proyecto de Ley Terapéutico de Bienes y Cosméticos. De nuevo, se dedicó mucho esfuerzo en alertar al público de la posibilidad de que todas las medicinas naturales se prohibieran por completo. Después de la asesoría de diversas fuentes legales, pareció definitivo que si se aprobaba el Proyecto de Ley todas las medicinas naturales se tendrían que someter a las mismas pruebas clínicas que los medicamentos farmacéuticos. En el caso de la medicina herbal y de la homeopatía era una tarea imposible debido a la forma tan individual de prescribir estas terapias. También estaba el enorme costo de las pruebas para los muchos miles de remedios homeopáticos en sus diversas potencias.

Después de considerable presión del público de nuevo, se retiró el Proyecto de Ley en primavera y una investigación de todos los partidos parlamentarios en forma del Comité de Desarrollo Social del Gobierno del Estado de Victoria recibió la tarea de investigar los parámetros del Proyecto de Ley propuesto y de investigar todos los aspectos de las terapias naturales. Por primera vez, un comité decidió llevar a cabo una investigación imparcial y profesional. El *Informe de la Medicina Alterna y la Industria de Alimentos para la Salud* fue la investigación más detallada y completa de todas las que se han llevado a cabo sobre las terapias naturales en todo el mundo.

Se invitó a todos los grupos interesados a hacer propuestas formales y las audiencias se prolongaron varias semanas. Se invitó a todos los que presentaron propuestas a discutirlas. Se llevaron a cabo encuestas amplias con asistentes de investigación entrenados sobre la educación, práctica y las clínicas que se relacionaban con las terapias naturales. Se llevó a cabo una encuesta de mercado entre algunos de los miles de miembros del público general. Investigaciones similares igual de detalladas se concentraron en la industria de alimentos para la salud y los puntos de venta conocidos como tiendas de alimentos naturales. Miembros del comité del gobierno viajaron al extranjero para recopilar más datos. Los naturópatas no notaron prejuicios o parcialidad y nuestra impresión fue que los miembros del comité estaban genuinamente interesados en comprender las terapias naturales en todos los aspectos.

El informe se presentó en dos secciones. La primera se relacionaba con el Proyecto de Ley Terapéutico de Bienes y Cosméticos en diciembre de 1985. La segunda parte, titulada, Investigación de la *Medicina Alterna y la Industria de Alimentos para la Salud*, se presentó en el parlamento durante diciembre de 1986. Vale la pena citar una sección corta del prefacio del presidente del comité:

> El comité es unánime en su conclusión de que la medicina alterna tiene un papel significativo en la vida de muchos habitantes de Victoria. Por ejemplo, casi 400,000 adultos de Victoria han empleado los servicios de practicantes de medicina alterna en el año anterior; alrededor de 1.5 millones de personas han empleado vitaminas en los últimos cinco años y de quienes en la actualidad emplean remedios alternos, como vitaminas, alrededor de seis de diez afirman que los toman al menos una vez por semana. Tales cifras indican que las autoridades de salud y otras deben reconocer sus responsabilidades en la regulación de esta importante área de los cuidados primarios de salud.[3]

Las recomendaciones del primer informe en abordar las sustancias terapéuticas incluyeron el establecimiento de un sistema de dos niveles para el registro de los bienes terapéuticos. Con este sistema, se podía exentar a las terapias naturales del tipo de pruebas clínicas a que se somete a los medicamentos siempre que no contuvieran etiquetas que hicieran afirmaciones. El control de calidad se consideró necesario en ambos niveles y nadie lo disputó.

El segundo informe contenía una desilusión importante para los terapeutas naturales con una recomendación de que los terapeutas naturales no necesitaban registrarse. Varias otras recomendaciones fueron satisfactorias para nosotros y entre ellas estaban sugerencias respecto a una mayor cooperación entre la medicina ortodoxa y la alterna, y el establecimiento de un curso de ciencia básica uniforme para todos los terapeutas naturales:

> Que el Ministerio de Educación se coordine con las asociaciones de medicina alterna y las instituciones de entrenamiento para establecer guías para el desarrollo de cursos básicos de ciencias de la salud.[4]

---

[3] *Inquiry into Alternative Medicine and the Health Food Industry.* Victorian Parliament (December, 1986) xv.
[4] *Ibid.*, (v).

Una recomendación causó a los terapeutas naturales algo de diversión y alivio. El comité observó que personal médico ortodoxo a veces practicaba el uso de las terapias naturales con muy poco entrenamiento en el área. Esto había sido causa de preocupación para nuestra profesión por algún tiempo. La recomendación del comité indicaba que no había tenido la parcialidad de las investigaciones anteriores de la medicina natural:

> Que un comité de expertos nombrado por el Departamento de Salud de Victoria investigue la aptitud o falta de ella en el entrenamiento de practicantes médicos ortodoxos para el diagnóstico o las técnicas terapéuticas alternas, en conjunción con representantes de las profesiones relevantes de medicina alterna.[5]

Durante el periodo de esta investigación más reciente muchos individuos se acercaron a nuestra institución de entrenamiento para elevar su categoría y esperaban que el resultado fuera el registro. Buscaron volverse elegibles en diversas formas y prepararse para la acreditación en la Asociación de Terapeutas Naturales de Australia. Después de que el informe se presentara, los terapeutas con entrenamiento deficiente se dieron cuenta que no necesitaban esforzarse en ese sentido. Se produjo una proliferación de actividades marginales y de nuevas instituciones de entrenamiento con personal que no tenía entrenamiento de ciencias básicas o de medicina. Los terapeutas con buen entrenamiento empezaron a recibir muchas quejas de miembros del público general que habían ido con diversas personas autonombradas y en su mayor parte que habían aprendido por su cuenta.

Desde el final de la investigación, se ha llevado a cabo el registro de terapeutas naturales en el Territorio del Norte y otros gobiernos han pedido información adicional de las asociaciones naturópatas respecto al registro. Es sólo cuestión de tiempo antes de que el registro tenga lugar. Una forma de reconocimiento ha tomado lugar con fondos privados de salud. Todos estos fondos dan reembolsos a los terapeutas naturales que están acreditados con la Asociación

---

[5] *Ibid.*, (xii).

de Terapeutas Naturales de Australia. Este reconocimiento se estableció como resultado de los estándares de entrenamiento.

Se han llevado a cabo investigaciones similares en otros países. De acuerdo a una encuesta de 1999 de la BBC, 20 por ciento de los encuestados en el Reino Unido habían empleado medicina complementaria y alterna en los últimos 12 meses. El Comité Selecto sobre Ciencia y Tecnología de la Cámara de Lores comentó en su Sexto Informe (noviembre de 2000):

> El uso de medicina complementaria y alterna se ha extendido y aumenta en todo el mundo desarrollado. Esto causa grandes cuestionamientos de las políticas de salud pública como si existen buenas estructuras de regulación para proteger al público, si se ha acumulado una base de evidencias y si se lleva a cabo investigación, si existen fuentes adecuadas de información sobre el tema, si el entrenamiento del practicante es adecuado y cuáles son las previsiones del Servicio Nacional de Salud con respecto a estos tratamientos.[6]

El Comité llegó a la conclusión de que

> Los cursos de entrenamiento de medicina complementaria y alterna varían de manera inaceptable en contenido, profundidad y duración. Sólo una asociación concertada entre las instituciones de educación superior y profesiones reguladas apropiadamente como cuerpos de validación asegura que cualquier practicante de medicina complementaria y alterna esté bien entrenado. El entrenamiento acreditado de los practicantes de medicina complementaria y alterna es vital para asegurar que el público esté protegido de practicantes incompetentes.

Educación y terapias naturales

Importantes educadores de nivel terciario de los Departamentos de Educación Estatal y de la profesión naturópata en Australia han sugerido que un curso apropiado de entrenamiento para terapeutas

---

[6] *Sixth Report of the Select Committee of the House of Lords on Science and Technology.* (November 2000).

naturales debe ser al menos de 3,000 horas de duración y debe contener una proporción considerable de ciencias médicas básicas. Entre ellas están anatomía, fisiología, química, bioquímica, nutrición, diagnóstico clínico y patología. También se han establecido estándares elevados en las terapias tradicionales principales de vitaminas, minerales, medicina herbal y homeopatía. Como se mencionó, la acupuntura ya se ha integrado a los departamentos de educación del estado. Además, los que se gradúen debieron tener considerable entrenamiento práctico bajo supervisión en una clínica aprobada. Un esquema completo de indemnizaciones profesionales está disponible para los graduados que pasan por el entrenamiento prescrito por la Asociación de Terapeutas Naturales de Australia. En la Escuela de Terapias Naturales del Sur, la escuela naturópata más antigua en Australia, alrededor de cuarenta graduados por año salen a la comunidad para hacer su contribución hacia el cuidado de la salud en este país. Las escuelas en otros estados están avanzando rápidamente en la misma dirección.

A pesar de la proliferación de cursos subestándares que ha tenido lugar desde la última investigación, aún existe una demanda constante de entrenamiento de altos estándares en los cursos aprobados. Existe preocupación por el número creciente de terapeutas mal entrenados que están tratando al público. El principal problema es más probable que sea un pecado de posible omisión en el tratamiento, más que de causar algún daño particular por la amplia gama de terapias marginales que se emplean. En otras palabras, sin entrenamiento en patología y sintomatología, es probable que estos operadores marginales no noten la necesidad de derivar los pacientes para tratamiento ortodoxo. Esto puede ser peligroso en enfermedades como apendicitis, diarrea severa, neumonía y diversas enfermedades agudas.

Es sólo cuestión de tiempo antes de que el gobierno rectifique esta situación. Los miembros de la sociedad en general están ahora tan interesados en la terapia natural que a veces tienden a apresurarse a ir con un terapeuta sin revisar las credenciales del terapeuta. Una protección, que en la actualidad ocurre con más frecuencia, es la mayor cooperación entre médicos individuales y terapeutas naturales. Es normal que médicos ortodoxos trabajen con terapeutas bien entrenados.

Tender un puente entre la medicina ortodoxa y la medicina complementaria

Una de las recomendaciones en el informe parlamentario de Victoria de 1986 fue en el sentido de que:

> El Ministerio de Salud recomienda a la próxima conferencia de Ministros de Salud que el Departamento de Salud de la Comunidad de Naciones, junto con el Departamento de Salud de Victoria y otros Departamentos de Salud Estatales, establezcan un mecanismo para fijar estándares que desarrollen pautas respecto al tema de las derivaciones de pacientes entre practicantes médicos calificados y practicantes de medicina alterna y viceversa.[7]

La política presente de la Asociación Médica Australiana no estimula a sus miembros para que deriven pacientes a practicantes de medicina alterna sino que se les prohíbe hacerlo en las ocasiones en que sientan que tal tratamiento es apropiado. Sin embargo, se debería señalar que 30 por ciento de los practicantes médicos activos no pertenecen a esta asociación. Existen otras dos asociaciones médicas en Australia.

Durante los años en que se han desarrollado las terapias naturales, se ha producido un interés gradual y creciente en ellas de los miembros de la profesión médica ortodoxa. Algunos individuos han estudiado temas individuales en la Escuela de Terapias Naturales del Sur, otros han derivado cada vez más pacientes a terapeutas naturales, y unos cuantos graduados médicos más jóvenes han practicado en clínicas que están representadas por varias disciplinas. En el futuro, la situación ideal será gran cantidad de clínicas en que estén disponibles diversas disciplinas. Entre ellas podrían estar medicina ortodoxa, psicología, naturopatía, acupuntura y quiropráctica. Una oficina secretarial central con una persona entrenada en forma adecuada podría ayudar a los pacientes a decidir cuál sería

---

[7] *Inquiry into Alternative Medicine and the Health Food Industry.* Victorian Parliament (December, 1986) x.

la disciplina más apropiada para comenzar con el tratamiento de su problema.

Con más oportunidad para un entrenamiento uniforme, no hay razón para que la medicina ortodoxa en el futuro cercano tenga que temer respecto a recomendar pacientes con terapeutas naturales.

Se ha llegado a conclusiones similares en otros países. El Sexto Informe del Comité Selecto sobre Ciencia y Tecnología (noviembre de 2000) mencionado en la página 212 describió la situación como sigue:

> ... incluso algunas disciplinas de medicina complementaria y alterna con pruebas razonables de eficiencia todavía no se están incorporando a la práctica del Servicio Nacional de Salud... testigos han sugerido que existe un prejuicio arraigado no pragmático que tienen algunos miembros de la clase dirigente médica convencional contra todo el campo de la medicina complementaria y alterna y su filosofía... Sin embargo, estas actitudes extremas parecen estar cambiando, con mejor comunicación entre los practicantes de ambos campos y movimientos hacia una medicina integrada.[8]

Otra profesión que está avanzando hacia una imagen más holística es la odontología y los dentistas también han empezado a trabajar en forma más abierta con terapeutas naturales.

Las siguientes áreas son ejemplos de dónde puede ser útil la cooperación entre la medicina ortodoxa y los terapeutas naturales. En el caso de cirugía electiva es valioso para el paciente tener al menos un mes de medicina natural antes y después de la cirugía. Esto incluye hierbas para drenaje linfático, Vitamina C para desintoxicación y curación de heridas, tratamiento general de los nervios con minerales y complejo de Vitamina B, Vitamina E para prevenir trombosis y fomentar la curación, zinc para prevenir hemorragias después de la curación y para fomentar la curación. Muchos cirujanos se han sorprendido felizmente por la rápida recuperación de pacientes que toman medicina natural antes y después de la cirugía.

---

[8] *Sixth Report of the Select Committee of the House of Lords on Science and Technology.* (November 2000).

Otra área de gran potencial para la cooperación es el embarazo y el parto. Muchas mujeres toman en la actualidad medicina natural durante todo el embarazo y durante el parto. Por ejemplo, cuando trato a pacientes embarazadas, mi enfoque es recetar calcio y fosfato de hierro, reemplazando al segundo con Vitamina E a la mitad del periodo de embarazo. Se recetan tabletas de Hoja de Frambuesa después del sexto mes para fortalecer el músculo uterino y esto tiende a acortar la duración del parto. Se receta Vitamina C durante todo el embarazo para inhibir cualquier virus, desintoxicar contaminantes del medio ambiente y, así, reducir la probabilidad de defectos de nacimiento. Se receta Caulophyllum homeopático en la potencia 30 durante los dos últimos meses para asegurar que el bebé adopte la posición correcta antes del parto. He tenido la experiencia de pacientes cuyos bebés se giraron de una posición de nalgas a una normal unos cuantos días después de tomar este remedio. Mientras tanto, la futura madre asiste con el practicante ortodoxo durante todo su embarazo. Si existe aceptación de parte del médico de que se use medicina natural, remedios homeopáticos particulares y acupuntura podrían ser muy útiles durante el periodo laboral real.

Existen muchas áreas de enfermedad crónica en que es deseable un enfoque naturopático y ortodoxo conjunto. En muchos casos de enfermedades circulatorias, los pacientes deben continuar con sus medicamentos farmacéuticos, por ejemplo en los casos de presión sanguínea muy alta. Al mismo tiempo pueden tomar hierbas, minerales como magnesio y remedios homeopáticos particulares para devolver el equilibrio a la bioquímica. Si sucede una mejoría, pueden reducir en forma gradual sus medicamentos bajo supervisión médica. Una enfermedad nerviosa, como la epilepsia es otra situación en que los medicamentos podrían ser esenciales para controlar los ataques y donde la medicina natural se puede tomar al mismo tiempo para mejorar la salud general y reducir poco a poco la tendencia a las convulsiones. En otro libro, presento un resumen de un caso sobresaliente en este aspecto.[9]

---

[9] Jacka, J., *A-Z of Natural Therapies*. Lothian (Melbourne, 1987).

Un área donde la cooperación entre dos profesiones de la salud está aumentando es entre los quiroprácticos y los naturópatas. Muchos graduados recientes de quiropráctica tienden a derivar a los pacientes a terapeutas naturales y viceversa. El uso de minerales particulares y remedios homeopáticos puede fortalecer la integridad estructural de la columna vertebral y los ligamentos y músculos que la rodean de manera que se necesite menos manipulación de la columna vertebral.

En este momento, la situación entre la profesión natural y ortodoxa es que los pacientes tienden a tomar terapias naturales para problemas sin decírselo necesariamente al médico ortodoxo. Cada vez parece ser una cooperación más abierta que sólo puede ser en beneficio del paciente en muchas formas.

Factores económicos y terapias naturales

Las profesiones de las terapias naturales prevén enormes ahorros para cualquier gobierno que apoye, reconozca y subsidie activamente las terapias naturales. Se ha demostrado que la gente que toma con regularidad medicina natural tiene menos días sin trabajar y este factor sólo podría significar considerables beneficios financieros para la industria. Aparte de la disminución actual del ausentismo, el fortalecimiento del bienestar descrito por personas que toman terapias naturales es un factor importante en individuos que sienten que son más eficientes en sus tareas del trabajo. Éste es un comentario frecuente de los pacientes.

Otra área significativa de ahorro de costos es el número de condiciones quirúrgicas que se podrían prevenir empleando terapias naturales. Entre ellas están amigdalitis, apendicectomías, venas varicosas y hemorroides, hernias y prolapsos, cirugía ortopédica, como la de cartílagos de la rodilla, y algunas cirugías de columna vertebral, cirugía de vesícula biliar y cirugía uterina de fibroides. También se podrían reducir muchos gastos si se emplearan terapias naturales para víctimas de accidente en su fase de recuperación.

En el área de cuidados geriátricos, se mantiene a muchas personas de edad avanzada con buena salud durante sus años otoñales asistiendo al terapeuta natural varias veces al año y tomando remedios simples para elevar al máximo su energía e inmunidad. Se pueden prevenir los ataques de apoplejía, minimizar la artritis, conservar la memoria y la concentración, y continuar con la alegría de vivir hasta que la persona fallezca de muerte natural. El costo de las casas de cuidados es una carga enorme para cualquier gobierno y este costo se podría reducir en forma sustancial.

Las terapias naturales están aquí para quedarse. El público general apoya y fomenta un enfoque creativo para resolver los problemas de salud y mejorar el bienestar y la integridad personal. Aún falta a la curación natural que se le integre por completo en los sistemas de cuidados de la salud de todo el mundo y que los gobiernos reconozcan cómo las terapias naturales pueden complementar creativamente a la medicina ortodoxa en muchas formas. Es el destino de la humanidad restaurar su salud y experimentar la vida en forma más abundante.

ÍNDICE

PRÓLOGO 5

INTRODUCCIÓN 7

Capítulo 1
**LAS TERAPIAS PRINCIPALES
Y SU COMBINACIÓN** 11
   Perspectiva general de la medicina herbal 14
   Terapia mineral 19
   Elementos traza 21
   Terapia de vitaminas 23
   Terapia combinada de vitaminas y minerales 24
   Los principios de la homeopatía 28
   Terapias auxiliares 35

Capítulo 2
**VITALIDAD Y MODELOS DE ENERGÍA
EN LA SALUD Y LA ENFERMEDAD** 41
   El desarrollo del concepto vitalista de la medicina 41
   Acupuntura, homeopatía y fuerza vital 44
   Diagnóstico del iris: guía para la vitalidad 46

Capítulo 3
**LA CIENCIA MÉDICA Y EL FACTOR
DE LA ENERGÍA** 55
   H. S. Burr y los campos de vida 55
   Otros modelos eléctricos para el crecimiento 58
   Estados de energía y fotografía 62
   Los campos morfogenéticos de Sheldrake 65

Capítulo 4
ENERGÍA ETÉREA, CIENCIA Y MEDICINA 67
    Bevan Reid y el renacimiento del éter como fuerza
    primaria 67
    Vórtices y diferenciación de la materia 70
    La espiral o vórtice en la naturaleza y el arte 72

Capítulo 5
UTILIZAR LA MEDICINA BIOENERGÉTICA 75
    Diagnóstico mediante evaluación bioenergética 75
    Formas objetivas de diagnóstico bioenergético 79

Capítulo 6
APLICACIONES PRÁCTICAS DE MEDICINA BIOENERGÉTICA 85
    Ejemplos de pruebas Vega 85
    Vigilancia del progreso con evaluación bioenergética ... 86
    Energías de la Tierra y tensión geopática 90

Capítulo 7
TOXEMIA: LA PLAGA DE LA ACTUALIDAD 95
    Toxemia y medicina naturopática del siglo diecinueve ... 95
    Contaminantes en el siglo veintiuno 96
    Alergias: la tendencia moderna 97
    Alergias y dieta 97
    Infecciones y toxemia 101
    Iridología y toxemia 104

Capítulo 8
LAS ETAPAS DE LA ENFERMEDAD 107
    La etapa aguda de la enfermedad 110
    La etapa subaguda de la enfermedad 113
    El fenómeno de retracing 115

Capítulo 9
TOXEMIA, INFLAMACIÓN, BACTERIAS Y CIENCIA 121
    Bechamp contra Pasteur 124

Reich, vesículas de energía y "bacilos T" 128
Enfoque médico antroposófico a la inflamación
y las toxinas.. 132

Capítulo 10
**FACTORES SUBJETIVOS EN TOXEMIA
Y DESVITALIZACIÓN** **135**
   El reino etéreo: tema central de las terapias naturales 135
   Funciones del cuerpo etéreo.. 136
   Estructura del cuerpo etéreo.. 139
   Los centros y su función en la salud y la enfermedad 142

Capítulo 11
**LOS FACTORES HEREDADOS EN LA SALUD
Y LA ENFERMEDAD** **163**
   El tipo de problemas hereditarios tratados
   mediante terapeutas naturales 163
   Miasma psórico 166
   El miasma sicótico 169
   El miasma tubercular 173
   El miasma sifilítico 175
   Reencarnación y enfermedad heredada 177
   Aplicación de la homeopatía a factores genéticos 180

Capítulo 12
PSICOLOGÍA Y TERAPIAS NATURALES **185**
   Remedios que influyen en los problemas psicosomáticos ... 188
   Más dimensiones en la psicología.. 195

Capítulo 13
MEDICINA DEL FUTURO... **205**
   Creatividad y terapias naturales... 205
   Reconocimiento a las terapias naturales 207
   Educación y terapias naturales.. 212
   Tender un puente entre la medicina ortodoxa
   y la medicina complementaria 214
   Factores económicos y terapias naturales........................... 217

TÍTULOS DE ESTA COLECCIÓN

- 100 hechizos de amor
- Adivinación con dados. *Sara Zed*
- Adivinación con dominó. *Sara Zed*
- Alcances de las terapias naturales. *Judy Jacka*
- Anorexia y bulimia
- Bienestar para la mujer. *Helen Lawrence*
- Cábala al alcance de todos
- Cómo entender e interpretar una lectura psíquica. *Bruce Way*
- Cómo leer el aura
- Cómo leer el futuro en las runas
- Diabetes.
- El arte de la guerra. *Sun-Tzu*
- El excitante paraíso de los afrodisiacos
- El libro de los no-muertos. *Roberto Mares*
- El mensaje oculto de los sueños
- El misterio rosacruz
- El mundo de las hadas. *Roberto Mares*
- El simbolismo oculto de los sueños
- Escriba su propia magia. *Richard Webster*
- Esoterismo gitano
- Espiritismo
- Espiritismo y clarividencia para principiantes. *E. Owens*
- Fantasmas y fantasías. *Roberto Mares*
- Fe en la oración. Ilustrado
- Fobias
- Gran manual de magia casera
- Hechizos y conjuros
- Hipnosis y el arte de la autoterapia. *Gordon Milne*
- Kama sutra. Ilustrado. *M. Vatsyáyána*
- La Biblia. Una guía en el camino
- Las cartas. Técnicas de adivinación. *Richard Webster*
- Las enseñanzas de la Madre Teresa
- Las profecías de Nostradamus
- Los mejores pasajes de la mitología griega. *Roberto Mares*
- Los planetas y el amor
- Los secretos de la bruja 1. Manual de hechicería
- Los secretos de la bruja 2. Manual de adivinación
- Los sueños. *Morfeo*
- Magia con ángeles
- Magia con velas
- Magia egipcia. *Joseph Toledano*
- Manual contra la envidia. *Pura Santibañez*
- Meditación. La terapia más natural. *Judy Jacka*
- Nuevo diccionario de los sueños
- Numerología al alcance de todos
- ¿Otro libro de autoayuda? ¡No!
- Poderes psíquicos. *Soraya*
- Reencarnación y karma
- Remedios caseros que curan casi todo
- Salmos curativos
- Salud Sexual
- Ser chamán. *Ledo Miranda Lules*
- Sueños eróticos. *Solomon L. Gold*
- Tiempos de brujas. *Roberto Mares*
- Toco madera. *Diego Mileno*

Impreso en los talleres de
Trabajos Manuales Escolares,
Oriente 142 No. 216
Col. Moctezuma 2a. Secc.
Tels. 5 784.18.11 y 5 784.11.44
México, D.F.